Zéro contrainte pour maigrir

Du même auteur

En attendant le docteur, toutes les réponses pour les parents qui s'inquiètent, Flammarion, 2019 ; J'ai Lu, 2020.

Zéro contrainte. Surtout, ne changez rien !, Flammarion, 2022 ; J'ai Lu, 2023.

Dr Jimmy Mohamed

Zéro contrainte pour maigrir

Surtout, ne faites pas de régime !

Flammarion

ISBN : 978-2-0804-1150-1

Sommaire

Introduction

Arrêtez les régimes !

La perte de poids est facile… mais la reprise l'est encore plus !

Perdre du poids est facile. Très facile. Tout le monde peut perdre plusieurs kilos en quelques semaines, et ce quel que soit le régime suivi. La vraie difficulté réside dans le fait de ne pas les reprendre, et ça, soyons honnête, c'est quasi mission impossible. Et plus la perte de poids est rapide, plus la reprise du poids l'est aussi. Lorsque nous suivons un régime, nous nous restreignons – c'est le principe d'un régime –, nous mangeons moins, voire changeons radicalement nos habitudes alimentaires. Nous réussirons à en modifier quelques-unes, voire beaucoup pour certaines et certains d'entre nous, mais jamais toutes. Il est en effet impossible de tout bouleverser dans son alimentation après des années, des décennies de « mauvaises » habitudes. Alors, tôt ou tard, nous allons, sauf dans de très rares cas, finir par reprendre nos anciennes habitudes. C'est en cela qu'aucun régime n'est efficace sur le long terme.

Pourquoi les régimes font grossir ?

Après n'importe quel régime, nous reprenons du poids. Pourquoi ? À cause des changements radicaux que nous infligeons à notre corps, comme une restriction calorique par exemple : nous le soumettons à un stress tel qu'il réagit en stockant un maximum de nutriments et de calories. Ce processus débute pendant le régime : en effet, notre corps va se souvenir que nous l'avons affamé et se mettre en mode survie en faisant des réserves.

Prenons un exemple simple : si nous baissons nos apports caloriques journaliers de 500 kilocalories en ne mangeant qu'une soupe le soir et ce durant quinze jours, nous aurons supprimé de nos apports 15 × 500 kilocalories, soit 7 500 kilocalories. Ce qui équivaut à 1 kg de graisse. Nous devrions donc perdre 1 kg toutes les deux semaines. Au bout de vingt semaines, soit à peu près cinq mois de régime, nous devrions avoir fondu de 10 kg. Sauf que nous allons plafonner à 4 ou 5 kg maximum – ce qui est déjà beaucoup, soit dit en passant ! Pourquoi ? Parce que notre organisme va s'adapter à cette privation de nourriture et se mettre en économie d'énergie. Nous allons certes le priver de 500 kilocalories, mais notre métabolisme va ralentir et n'en économiser que 300.

Nous aurons donc souffert tous les soirs en ne mangeant que de la soupe pour un résultat décevant.

Lassés de voir que le chiffre sur la balance ne descend pas aussi vite que nous l'envisagions, nous allons donc finir par retrouver une alimentation « normale ». Une fois notre alimentation redevenue « normale », c'est-à-dire comme avant notre régime, notre corps, à qui on ne la fera pas deux fois, va prendre les devants et stocker beaucoup plus, au cas où nous déciderions de recommencer un régime. Nous allons donc reprendre plus de poids que celui perdu. C'est le fameux « effet yoyo ».

Le problème, c'est que le cerveau nous joue parfois des tours et fait en sorte d'effacer la souffrance de la privation, pour ne conserver que le souvenir heureux de la perte de poids : « Ah oui, je me souviens d'avoir perdu 5 kg, quand même ! Puis j'ai craqué ! Cette fois, c'est la bonne, j'ai vu un nouveau régime super efficace ! » Nous allons donc nous lancer dans un nouveau régime. Et reprendre du poids. C'est de cette façon que les personnes de bonne volonté vont prendre des kilos, régime après régime, année après année. Cette spirale néfaste peut devenir une importante source d'angoisse, voire de dépression, pour celles et ceux qui y sont piégé(e)s. Et qui dit stress dit… grignotage ! La boucle infernale est refermée. C'est pour toutes ces raisons qu'il ne sert à rien de faire de régimes. Fuyons toutes les propositions miracles qui nous promettent une perte de poids rapide : nous n'y perdrons pas de poids, mais notre santé et nos illusions.

Le surpoids, un sujet de santé publique

Il faut bien comprendre que perdre du poids ne se résume pas qu'à changer son alimentation. Il n'y a pas que ce que nous mangeons qui compte. Il y a ce que nous buvons, notre sommeil, notre activité physique, notre niveau de stress, notre métier et les personnes qui nous accompagnent dans notre démarche. C'est pour cela que nous, médecins, ne parlons pas de régime, mais de rééquilibrage alimentaire. On pourrait même parler de rééquilibrage de mode de vie. Ce point est fondamental, car aucun régime n'a de chance de fonctionner sans accompagnement.

Le nutritionniste est le spécialiste qui nous aide à mener notre perte de poids à bien. Un peu comme dans une salle de sport : s'adjoindre un coach est toujours plus motivant. Le nutritionniste joue donc le rôle du coach, qui vous donne les bons et les mauvais points tout au long de votre perte de poids, avec notamment l'épreuve de la pesée. Même adultes, nous restons malgré tout des enfants conditionnés par l'envie de ne pas décevoir celui qui nous suit. Le (bon) nutritionniste interroge son patient sur son alimentation, mais aussi son activité physique, son sommeil, son stress, etc. Il préparera ensuite un programme sur mesure que le patient aura à cœur de suivre. C'est d'autant plus vrai qu'il aura payé pour ce suivi.

Malheureusement, tout le monde n'a pas les moyens d'être accompagné sur le long terme.

Comme le surpoids devient un problème d'envergure à l'échelle de notre pays, il faudrait que la Sécurité sociale prenne en charge ces consultations. Toutes les études le prouvent : la prévention coûte un peu d'argent au départ, mais fait énormément économiser par la suite. Le problème des politiques de prévention est le même, quel que soit le secteur envisagé : les bénéfices n'arrivent que sur le très long terme. En termes de nutrition, éduquer des enfants âgés de 10 à 11 ans à mieux manger ne portera ses fruits que lorsqu'ils seront devenus adultes, vers 40, 50, 60 voire 70 ans. Or les politiques de santé publique sont menées le plus souvent sur le court terme, le temps d'un mandat ou deux maximum. En attendant que les stratégies changent, prenez une première bonne décision : stoppez les régimes. Et préférez-leur les conseils que je vais vous délivrer.

1

Soyez patient…

Changer ses habitudes prend du temps

Lorsqu'on parle de perte de poids, il est normal de vouloir des résultats rapides. C'est humain et personne ne peut nous en vouloir. En revanche, il faut être à la fois réalistes et indulgents avec nous-mêmes. Réaliste car il est illusoire de croire que nous allons changer notre mode de vie alimentaire en l'espace de quelques jours ou semaines. Il est quasi impossible de bouleverser toute votre alimentation et changer toutes vos « mauvaises habitudes » acquises durant des années, voire toute une vie. La croyance populaire dit qu'il faut vingt et un jours pour changer une habitude ; la science dit beaucoup plus. Des chercheurs ont demandé, pendant douze semaines, à 96 participants d'adopter un nouveau comportement comme manger un fruit ou faire du jogging tous les jours, à la même heure. Le temps nécessaire pour changer une habitude variait de 18 jours à 254 jours, pour une moyenne de 66 jours [1]. Il faudrait donc en moyenne plus de deux mois pour adopter un nouveau comportement et non 21 jours ! Et on ne parle que d'un seul changement ! Pas de la dizaine qu'il faudrait pour perdre du poids.

De la douceur et du réalisme

Tout ce qui est radical en nutrition conduit à l'échec. Alors oui, certaines nouvelles habitudes sont plus faciles à adopter que d'autres. Si je vous demande de manger une pomme par jour, la contrainte vous semblera gérable, mais si j'exige de vous de supprimer toute forme de sucre, comme dans un régime cétogène, vous allez rapidement craquer. Voilà pourquoi il est primordial d'être honnête avec soi-même dans le processus de rééquilibrage alimentaire.

Comment procéder ? D'abord, faites la liste des habitudes qui vous semblent délétères pour votre ligne et a fortiori pour votre santé. Réunissez ensuite les bonnes raisons qui vous poussent à vous en débarrasser. Enfin, et surtout, trouvez un comportement de remplacement. Nous y reviendrons plus loin, mais je donne d'ores et déjà un exemple : si vous avez l'habitude de prendre un goûter, ne le supprimez pas ; remplacez éventuellement le pain au chocolat par un autre aliment, mais surtout essayez de comprendre pourquoi vous avez faim quelques heures après un repas.

Trouver son équilibre

La perte de poids doit s'intégrer dans une prise de conscience, un changement de mode de vie. Je ne vous demanderai pas – sauf si vous y prenez du plaisir ! – de vous lever à 6 heures du matin pour faire du yoga avant de vous préparer un smoothie aux myrtilles, mais il va falloir accepter que l'alimentation fasse partie de votre mode de vie. Nous ne sommes pas des oies qu'on gave, et nous ne mangeons ni uniquement pour la survie ni uniquement pour le plaisir. Il faut trouver un équilibre.

Cet équilibre, j'ai mis du temps à le mettre en place. Je percevais jusqu'à peu l'alimentation comme une fonction nutritive ou de plaisir. Je mangeais quand j'avais faim pour tenir la journée ou pour me faire plaisir avec des aliments gras, sucrés et salés. Lorsque je rentrais tard du travail, par exemple, ma récompense était de me faire plaisir en mangeant. J'associais ce plaisir à un bon hamburger accompagné de frites et d'un soda bien frais. Moi, le médecin, je sous-estimais l'impact de l'alimentation sur ma santé d'une façon plus globale. Pourtant, je n'ai, à ce jour, aucune pathologie particulière. Pourquoi faire attention, alors ? Parce que j'ai compris que l'aliment est probablement le premier des médicaments.

Un nouveau mode de vie

J'ai donc décidé de changer de mode de vie : fini les grignotages, sodas et fast-foods... Mais paradoxalement, au bout de quelques mois, je n'avais pas perdu un seul kilo. Pourquoi ? Parce que mon plaisir était de manger des hamburgers. Je n'ai pu supporter longtemps la frustration de ne plus manger de junk food, j'ai donc avalé n'importe quoi par la suite en compensation à cette frustration. Quelles leçons ai-je tirées de mon expérience ? Que la vie est faite de contraintes, mais aussi et surtout de plaisirs : j'aime manger des hamburgers, des pizzas, de la mousse au chocolat ou encore un bon cheese-cake. Mais j'ai également compris que ces plaisirs ne permettent pas à mon organisme de fonctionner de façon optimale.

Supprimer les plaisirs de la vie n'est pas la solution pour maigrir. Mais perdre du poids est possible, et sans frustration extrême : j'ai moi-même perdu 10 kg sans effort depuis ma prise de conscience, et, à ce jour, je ne les ai pas repris.

L'astuce zéro contrainte

Prenez conscience de vos mauvaises habitudes alimentaires et trouvez chaque fois un comportement de remplacement : une pomme au goûter plutôt qu'un paquet de gâteaux industriels, un carré de chocolat noir le soir plutôt qu'un bol de chips…

2

… Et bienveillant avec vous-même !

Soyez indulgent

Une autre erreur très fréquente lorsqu'on souhaite perdre du poids est de vouloir faire un régime et du sport en même temps. Or, si vous vous affamez avec un régime en diminuant vos apports caloriques et si, dans le même temps, vous vous mettez à courir ou à pousser de la fonte, vous allez souffrir, ou pire, vous blesser. Le sport ne permet pas de perdre du poids. C'est d'ailleurs une erreur fréquente chez celles et ceux qui cherchent à perdre du poids de miser uniquement sur la pratique sportive pour maigrir, nous y reviendrons plus loin.

La vie, en particulier la vôtre, Mesdames, est faite d'injonctions permanentes concernant ce que doit être votre corps. Outre les magazines féminins, les réseaux sociaux sont remplis de jeunes femmes au corps « parfait » qui nous renvoient une image faussée de ce qu'une femme « normale » devrait être. Or l'existence des femmes est perturbée par de nombreux bouleversements hormonaux : contraception, grossesse, post-partum ou ménopause, sans parler des aléas de la vie personnelle et professionnelle, la maladie, les enfants, le stress et tout ce qui va avec. Alors ne vous fixez pas comme but de rentrer dans votre robe de mariée ou de faire le poids que vous faisiez à 20 ans ! Ces objectifs n'ont de valeur qu'en tant que symbole et nostalgie d'une époque révolue. Regardez les sportifs de haut niveau : ils arrêtent tous leur carrière vers 35 ans car leur corps n'est plus le même qu'à 20 ans ; il vieillit. Les performances sont moins bonnes, les récupérations plus longues, les blessures plus fréquentes et le poids plus difficile à équilibrer. C'est un fait et il faut l'accepter. Il en est de même pour les femmes.

Quant à vous, Messieurs, j'ai eu l'occasion de constater au cours de ma carrière qu'en termes de perte de poids vous êtes moins exigeants, ou plus réalistes, et que vous avez tendance à vous fixer des objectifs moins contraignants et plus atteignables.

Fixer un objectif réaliste

Quel objectif envisager pour ne pas être déçu ou frustré ? Un objectif raisonnable doit être adapté à votre poids mais aussi à vos contraintes, votre activité, vos antécédents médicaux et votre mode de vie. Permettez cette analogie : si vous ne courez jamais, n'espérez pas courir un marathon au bout de 6 mois. Il faut donc être indulgent et réaliste. L'idéal est de perdre 5 % de votre poids en 6 mois. Vous allez me répondre que 5 %, c'est peu : si vous pesez 80 kg, vous n'aurez perdu que 4 kg en 6 mois. Sauf que c'est la seule façon de tenir sur le long terme, car ces 4 kg, si vous suivez mes conseils, seront perdus de façon indolore, sans souffrance ni frustration. Vous pourrez ainsi continuer dans cette voie et poursuivre la perte de poids de façon progressive. Retenez que, en règle générale, on prend 1 ou 2 kg par an sans trop s'en rendre compte. Il est donc logique de les perdre tout aussi progressivement. Je le répète : prendre son temps est la seule façon ne pas s'exposer à l'effet yoyo des régimes.

L'astuce zéro contrainte

Pour éviter l'effet yoyo des régimes, fixez-vous des objectifs raisonnables : 5 % de votre poids en 6 mois.

3

Programmez votre vie

En lisant ce titre, vous devez avoir l'impression d'être tombé sur le livre d'un coach de vie avec ces mantras qui m'insupportent. Pourtant, c'est peut-être l'un des conseils les plus importants de cet ouvrage. Vous ne trouverez ici ni recette miracle ni programme spécifique qui consiste à bannir tel ou tel aliment. En revanche, votre organisation sera déterminante dans le succès ou l'échec de la perte de poids.

Modifier nos habitudes de consommation

Qu'entends-je par « organiser sa vie » ? C'est d'abord manger correctement. Nous avons tous d'excellentes raisons pour ne pas suivre ce conseil de bon sens. La première, et celle qui est la plus difficile à surpasser, est la contrainte financière. Quoi qu'on en dise, bien manger coûte, à première vue, cher. Je dis « à première vue », car on ne peut nier l'explosion du prix des matières premières, de la viande, du poisson mais aussi des fruits et légumes. C'est pourquoi les produits ultratransformés que nous trouvons en supermarché semblent attractifs « à première vue ». Mais si vous regardez bien le prix au kilo, vous allez vite vous rendre compte que cuisiner revient moins cher.

Il est avéré aujourd'hui que les industriels gonflent parfois artificiellement le poids des aliments en les remplissant d'eau. En période de crise ou d'inflation, ils ont aussi tendance à réduire la quantité d'un produit tout en le laissant au même prix. Nous aurons donc l'illusion qu'il n'y a pas d'augmentation, mais la quantité de produits ou la qualité des ingrédients sera altérée. Même chose pour les repas pris sur le pouce : un fast-food atteint facilement 8 ou 10 euros, un banal sandwich à la boulangerie avec boisson et dessert 8 euros, un déjeuner dans un restaurant ou une brasserie atteint sans trop de difficulté 15 euros. Je ne parle même pas des repas pris en famille. J'ai trois enfants et si je vais de temps à autre au fast-food, l'addition tourne assez rapidement aux alentours des 40 euros. Or, pour le même prix, on aurait pu faire un vrai repas d'une qualité nutritionnelle nettement supérieure. Dans un premier temps, il va falloir changer nos habitudes de consommation. Et très vite, notre porte-monnaie et nos kilos en trop nous remercieront.

Se mettre aux fourneaux

Pour se nourrir sans consommer du déjà préparé, il faut se faire à manger. Préalable pour se faire à manger : avoir fait des courses puis cuisiner. Jusque-là, rien de révolutionnaire. Pourtant, c'est la première cause d'échec des régimes : personne n'a le temps de cuisiner. À titre personnel, je n'en ai ni le temps ni les compétences. Je suis capable de rater une omelette, c'est vous dire mon niveau. Il va donc falloir adopter des stratégies pour faire des choses simples, rapides et que nous allons pouvoir conserver ou congeler. Vous n'avez pas le temps de vous faire à déjeuner le midi ? Moi non plus, je vous rassure. En revanche, je mange, dès que je le peux, le repas de la veille. Lors du dîner, je prépare une plus grande quantité de nourriture et je garde le surplus pour le lendemain midi, voire le lendemain soir. Je ne vous dis pas que c'est la solution à tout, mais c'est ma stratégie pour éviter de déjeuner sur le pouce ou n'importe où et elle fonctionne bien. J'ai mis en place cette technique pour ne pas être pris de court et être face à cette urgence de devoir très vite trouver à manger.

De même, vous rentrez tard, vous êtes fatigué et n'avez ni le temps ni le courage de vous préparer quelque chose ? Ayez toujours dans votre congélateur un repas fait maison que vous pourrez réchauffer à la dernière minute. Cela vous évitera de grignoter n'importe quoi ou de vous faire livrer le premier repas disponible sur votre application préférée.

À chacun sa stratégie anti-« excès »

Vous avez un dîner avec des amis et vous savez que vous allez beaucoup manger ? Le jour même, ne sautez surtout pas votre repas du midi car vous allez vous affamer et manger encore plus lors du dîner ! En revanche, prenez en compte ce futur festin en mangeant un peu plus léger au repas précédent.

Je m'autorise une parenthèse : manger léger ne veut pas dire sortir de table en ayant faim ! La bonne pratique est de réguler ses apports énergétiques sur une période de vingt-quatre à quarante-huit heures. Chacun trouvera sa stratégie ; la mienne est un jeûne intermittent le lendemain d'un dîner un peu copieux. En clair : je laisse mon tube digestif au repos durant toute une journée pour retrouver un équilibre. Non seulement j'aurai plaisir à partager ce repas festif, mais en plus je n'aurai pas la culpabilité qui précède ou suit ce que certains pourraient appeler un « excès ».

Anticipez vos fringales nocturnes

Vous savez que tous les soirs vous avez faim avant de vous coucher – je vous explique un peu plus loin dans le livre les stratégies à adopter pour prévenir ces fringales nocturnes. Plutôt que de vous frustrer, si vous avez vraiment faim, mangez ! Mais préparez votre encas avant d'aller vous coucher. Si vous n'anticipez pas, vous allez vous précipiter sur le premier paquet de gâteaux ou de chips que vous avez dans votre placard. Trouvez plutôt un aliment qui vous semble acceptable : deux carrés de chocolat avec une tisane, une ou deux pommes ou encore une poignée d'amandes. Le tout est, là encore, d'anticiper et de préparer. Autre bénéfice de cette méthode : si vous avez « programmé » de quoi manger lors de votre coup de faim, vous aurez beaucoup plus de facilité à l'accepter. En revanche, si vous avez une fringale que vous n'avez pas anticipée, il vous sera impossible de vous contenter d'un simple fruit.

Pour ma part, je mets une corbeille de quelques fruits à un endroit bien précis dans mon salon. Cette corbeille est là quand j'ai un petit creux. Certains vous diront que les fruits restent malgré tout sucrés : ceux qui disent ça n'ont absolument rien compris. À partir du moment où vous avez décidé de manger car vous en avez envie, plutôt que d'avaler deux ou trois cookies – vraiment sucrés, eux ! –, prenez deux ou même trois pommes. La pomme, ou n'importe quel fruit, l'emportera toujours sur les produits ultratransformés. Alors même si évidemment le mieux est de ne rien avaler après 22 heures, vous serez malgré tout gagnant dans l'échange. La vie est faite de compromis !

L'astuce zéro contrainte

Si vous n'avez pas le temps de cuisiner pour le déjeuner, prévoyez un peu plus au dîner de la veille et conservez-le pour le déjeuner.

4

Créez de nouvelles routines

Comment naissent nos mauvaises habitudes alimentaires ?

Pendant une très longue période de ma vie, je ne me suis déplacé qu'en voiture, car je pratiquais la quasi-totalité de mon activité de médecin la nuit. J'exerce à SOS médecin depuis 2013 et j'avais pris pour habitude de grignoter dans mon véhicule entre deux visites à domicile. C'était devenu une routine, puis presque un besoin vital. Il fallait que j'avale des chips, une barre chocolatée ou n'importe quelle confiserie pour m'accompagner durant mes visites nocturnes.

L'exemple que je viens de vous donner illustre une des caractéristiques majeures de notre façon de nous alimenter : l'action de manger va quasi systématiquement avec un contexte. De la même manière que nous mangeons du pop-corn au cinéma, moi, je dévorais des bonbons en voiture. Certains ne vont pas résister à une crème glacée en regardant leur série préférée, d'autres à leur viennoiserie en passant devant la boulangerie, d'autres encore à une cigarette pour accompagner leur café, ou l'inverse.

Pour vous débarrasser d'une mauvaise habitude alimentaire, vous avez donc deux possibilités : soit modifier l'action, soit modifier le contexte. Autrement dit : vous vous débarrassez soit de l'aliment, soit du moment qui accompagne l'aliment. Je l'ai compris le jour où j'ai commencé à faire des visites avec mon scooter : je n'avais plus la possibilité de manger dans ma voiture, tranquillement et bien au chaud ! Mieux : lorsque j'ai repris par la suite ma voiture, mon envie de grignoter n'est pas revenue ! Arrêter de grignoter dans cette circonstance me semblait pourtant, à l'époque, impossible, même si j'avais honte de retrouver tous ces cadavres de paquets de gâteaux ou de sachets de chips dans mon véhicule... C'est pourquoi, quand il n'est pas possible de se débarrasser d'une action, il faut changer le contexte.

Ce sont ces circonstances qui vous feront prendre du poids. Tout le monde se focalise sur les restaurants entre amis, les fêtes de fin d'année, l'alimentation durant les vacances, alors que ce sont les actions du quotidien qui font prendre du poids. Manger un hamburger, une pizza ou une énorme raclette ne fera pas grossir. Allez-y, faites-vous plaisir ! Ce qui vous fera prendre du poids ou vous empêchera d'en perdre est tout ce que vous avalerez à côté : la viennoiserie du petit déjeuner, la boisson sucrée gazeuse du midi, le petit plaisir sucré du goûter puis le craquage du soir.

Et comment s'en débarrasser ?

Vous me direz qu'il n'est pas toujours évident de changer de contexte ou de supprimer l'action, et c'est vrai. Il faut donc essayer de faire au mieux. J'ai pour ma part adopté une autre stratégie, qui consiste à avoir le maximum de fruits à la maison et le minimum de confiserie. J'ai aussi des tiroirs remplis de tisanes, infusions, thés en tout genre : rooibos, gingembre citron, menthe, thé vert, noir… J'ai installé une routine le soir qui consiste à boire une boisson chaude avant de dormir, devant une série ou en écrivant ce livre. Et dès que je romps cette routine, j'ai tout de suite envie de grignoter…

Nous en revenons toujours aux mêmes principes : le contexte et l'action. Il en va de même pour l'activité sportive et physique. Plutôt que d'attendre la motivation, associez un moment de la journée à de l'activité. Trouvez votre stratégie, celle qui vous paraît la plus facile à mettre en place. Cela peut être : « Je me réveille 5 minutes avant mon heure habituelle pour m'étirer », ou encore : « J'écourte ma pause déjeuner pour marcher dans le quartier. » Les études montrent que ces changements d'habitudes ou la suppression de certaines permettent de perdre du poids sans en reprendre ensuite [1]. Ce sont ces changements minimes dans votre vie qui vous feront maigrir sans bouleverser votre mode de vie. Il s'agit, là encore, non pas de faire un régime mais d'appliquer des principes basiques à la vie de tous les jours ! En répétant ces actions simples jour après jour, semaine après semaine, elles s'intégreront comme une banale routine dans votre cerveau. Si vous interrogez des personnes minces autour de vous, vous remarquerez qu'elles disent toutes à peu près la même chose : « Je mange équilibré, je bois de l'eau et pratique un peu de sport. » La belle affaire : tout le monde sait qu'il faut faire cela pour garder la ligne ! Le plus dur est d'abandonner tout ce qui fait prendre du poids ! Pour cela, il faut créer de nouvelles routines.

L'astuce zéro contrainte

Pour perdre du poids en douceur, modifiez vos habitudes alimentaires pas à pas. Succès garanti.

5

Buvez… de l'eau

Encore une fois, je vous vois venir : « Mais quel est ce livre qui conseille de boire de l'eau pour perdre du poids ? » Je vous le concède : ce conseil ne mériterait pas d'y figurer tant il semble simpliste. J'ai décidé pourtant d'y consacrer tout un chapitre, car boire de l'eau vous aidera à perdre du poids par plusieurs mécanismes et surtout sans aucune contrainte.

Bannissez toute boisson sucrée

La première des façons est la plus évidente : si vous remplacez toutes vos boissons sucrées, y compris les simples jus de fruits, par de l'eau, vous perdrez du poids. Inutile de chercher bien loin pour comprendre qu'entre 5 ou 6 morceaux de sucres par soda et de l'eau, le choix est vite fait en termes de calories. Si vous n'êtes pas convaincu, voici une autre explication, plus physiologique cette fois. Nous avons dans l'estomac des cellules qui portent des récepteurs au sucre. Ainsi, lorsque nous buvons une boisson sucrée, nous stimulons ces cellules, qui vont produire une hormone responsable de la faim : la ghréline. Cela semble paradoxal, mais c'est pourquoi le sucre appelle la faim. C'est une des raisons pour lesquelles les fast-foods sont souvent très généreux sur les quantités de soda qu'ils vous offrent. Aux États-Unis par exemple, ils sont en libre accès et vous pouvez donc vous servir autant de fois que vous voulez. Cette astuce permet de faire manger les Américains beaucoup plus… C'est donc la double peine : vous prendrez du poids de façon directe par la quantité de sucre importante qui sera transformée en graisse et de façon indirecte en augmentant votre appétit.

Je précise que ce conseil est valable aussi pour les boissons « light », qui ne contiennent certes pas de sucre, mais des édulcorants qu'il convient de bannir totalement de votre régime alimentaire même si vous ne souhaitez pas perdre du poids – j'en reparlerais plus loin.

Si vous tenez absolument à avoir un petit goût sucré, vous pouvez éventuellement ajouter un peu de citron dans votre eau plate. Le citron pur jus ne pose pas de problème non plus, car le citron acide à l'extérieur devient basique dans l'estomac. En revanche, le citron peut endommager l'émail des dents donc si vous êtes adepte de ce genre de jus, privilégiez la paille pour protéger vos dents.

Boire de l'eau fait maigrir

Intéressons-nous maintenant aux pouvoirs de l'eau sur notre métabolisme, et plus particulièrement sur notre dépense énergétique. La dépense énergétique est, pour faire simple, la quantité d'énergie que notre corps brûle au repos chaque jour. Il s'agit donc du nombre de calories dont le corps a besoin pour fonctionner. On l'appelle aussi « taux métabolique ». Ce taux varie en fonction du sexe, de l'âge, de l'activité pratiquée, mais aussi de notre poids, notre taille ou encore notre patrimoine génétique. Une étude, qui date maintenant d'une vingtaine d'années, a montré que boire 500 ml d'eau, soit l'équivalent de deux verres, augmente votre taux métabolique de 30 % [1]. En d'autres termes, la simple consommation d'eau augmente votre dépense énergétique. On estime cette dépense à une centaine de calories supplémentaires par jour lorsque vous buvez au moins 1 litre d'eau en une journée.

Pour ce qui est du moment où il faut boire, vous entendrez probablement tout et son contraire : certains recommandent avant, d'autres après mais tout le monde semble d'accord pour dire qu'il faut éviter de boire pendant le repas. Je pense que personne n'a tort ni raison. Certaines études montrent que consommer deux verres d'eau juste avant le repas diminue de 20 % la quantité de nourriture que vous auriez ingérée si vous n'aviez pas bu [2].

Dans une autre étude, des chercheurs ont réparti des patients diabétiques en deux groupes : un groupe buvant juste avant les repas et l'autre non. Après huit semaines, le groupe « boisson juste avant le repas » avait perdu plus de poids que le groupe sans boisson [3]. D'autres paramètres ont été améliorés de façon significative dans le groupe boisson, comme une meilleure glycémie, mais aussi un meilleur bilan lipidique, c'est-à-dire un cholestérol plus maîtrisé. Il peut sembler assez déroutant d'améliorer son taux de cholestérol en buvant de l'eau. Cela pourrait être lié à une hormone, la copeptine. Cette copeptine est connue pour être à l'origine de ce qu'on appelle le syndrome métabolique, qui se caractérise notamment par du surpoids et du cholestérol. Dans cette étude, la consommation d'eau réduit la production de cette copeptine [4]. Cet effet semble aussi observé par la consommation de boissons gazeuses, même si pour l'heure rien ne permet de conclure de façon formelle.

L'astuce zéro contrainte

Pour manger moins lors des repas, buvez deux grands verres d'eau avant de passer à table.

6

« Foutu pour foutu » ?

Ce qui se cache derrière cette expression : mieux gérer nos excès

Pour illustrer ce titre, laissez-moi vous rapporter une très vieille étude. Des chercheurs ont proposé à deux groupes de participants exactement la même boisson. Au premier groupe, les chercheurs ont expliqué que cette boisson était très calorique ; à l'autre, que cette même boisson était allégée et donc peu calorique. Ils ont ensuite proposé à l'ensemble des participants de goûter trois coupes de crèmes glacées pour évaluer leur goût. Les sujets de l'étude avaient la possibilité de manger autant de glace qu'ils voulaient et pouvaient donc les terminer. À votre avis, qui a mangé le plus de glace ? On pourrait penser que c'est le groupe à qui on a dit que la boisson était allégée. Ce serait cohérent car on pourrait imaginer que, si on pense avoir bu une boisson allégée, on a déjà fait attention, alors on peut se « lâcher » ensuite. Or c'est le groupe avec la boisson très calorique qui a consommé près de deux fois plus de glace que le groupe « boisson allégée » [1] ! Comme si le groupe « boisson sucrée » s'était dit : « Foutu pour foutu, allons-y ! » C'est une sensation qu'on a tous pu expérimenter un jour dans la vie courante : « J'ai pris du retard sur un dossier ? Foutu pour foutu, j'arrête pour ce soir » ; « Je n'ai pas réussi à écrire un chapitre du livre ? Foutu pour foutu, on verra demain » ; « il est 1 heure du matin, le réveil sonne dans cinq heures, je vais être fatigué ? Foutu pour foutu, je termine ma série », etc. Il en est de même pour la nourriture.

Comment trouver l'équilibre

Que retenir de cette expérience ? Que finalement les « écarts » qu'on s'autorise nous pousseraient à franchir la limite. Ouvrez un paquet de chips en vous promettant de n'en manger que quelques-unes est quasi mission impossible. Vous finirez le paquet en un rien de temps et serez même en mesure de continuer votre virée vers d'autres excès. « Foutu pour foutu », se dit-on là encore. Dans ce cas, plutôt que de vous interdire tout excès, fixez une limite dans la semaine à ne pas dépasser : « Cette semaine, je m'autorise X cookies ou gâteaux. » Si vous les avalez en une soirée, c'est terminé pour la semaine. Ensuite, réduisez peu à peu le nombre et remplacez-les par des aliments plus sains. Tout est une question d'équilibre. Mettre en place un programme de rééquilibrage alimentaire, c'est agir sur l'alimentation mais aussi et surtout, sur tout l'à-côté. Vous ne trouverez dans ce livre aucun aliment miracle ou, au contraire, à bannir. Il s'agit encore une fois de trouver le bon équilibre, celui qui ne sera pas source de frustration, qui vous permettra, malgré tout, de garder ou retrouver la ligne.

Quoi qu'il en soit, cet effet « foutu pour foutu », que les Anglais appellent « *what the hell* », se majore la nuit et en situation de privation de sommeil. « La nuit tous les chats sont gris », dit le proverbe ; nous y reviendrons un peu plus loin.

Et fuyez les produits allégés

Ne vous faites pas piéger par le marketing agressif des industriels avec les produits dits allégés ou sans sucres. L'effet pervers de ces produits qui seraient moins gras, moins sucrés ou moins salés est que vous risquez d'en consommer plus puisque vous aurez l'illusion de ne pas faire de vrais écarts. Or ces produits sont néfastes pour votre microbiote, nous le verrons. N'oubliez pas non plus qu'il n'est pas normal pour notre organisme d'ingurgiter en permanence des aliments sucrés. Notre ancêtre le chasseur-cueilleur avait peu accès au sucre et lorsqu'il en trouvait, c'était censé être exceptionnel. Cette rareté du sucre à son époque est responsable du plaisir que nous avons à en consommer. Le sucre appelle le sucre. Le goût sucré des faux sucres appelle la consommation de sucre.

Il faut malgré tout saluer les efforts consentis par certains et ne pas balayer d'un revers de main toute amélioration nutritionnelle d'un produit industriel. J'ai remarqué par exemple que le Nutri-Score des céréales que mes enfants prennent de temps en temps est passé de C à A. Je vous rappelle que le Nutri-Score est un score établi pour rendre les informations nutritionnelles plus faciles à décrypter. Pour classer chaque produit, le Nutri-Score prend en compte, pour 100 g de produit, la teneur :

– en nutriments et aliments à favoriser : fibres, fruits et légumes ;

– en nutriments à limiter : calories, acides gras saturés, sucres et sel.

Après un calcul, le score permet d'attribuer une lettre et une couleur :

– du produit le plus favorable sur le plan nutritionnel (classé A) ;

– au produit le moins favorable sur le plan nutritionnel (classé E).

Même si ce Nutri-Score reste imparfait car il ne tient pas compte, pour l'heure, d'éventuels additifs, il permet malgré tout de comparer dans un même rayon sur une même gamme de produits plusieurs marques. Donc si vos enfants veulent absolument manger des céréales le matin, favorisez celles avec le meilleur Nutri-Score ou celui le moins défavorable.

Pour finir avec les céréales de mes enfants, j'ai constaté que celles dont le Nutri-Score était passé de C à A contenaient moins de sucre et plus de fibres. C'est déjà ça de pris. Enfin, on estime à ce jour que ce Nutri-Score est absent sur près de 40 % des produits industriels [2] car les directives européennes empêchent de le rendre obligatoire. Évidemment que les produits qui n'affichent pas leur Nutri-Score sont le plus souvent ceux qui ont le score le plus défavorable. L'absence de ce score sur un aliment devrait donc aussi vous en éloigner.

Je fais un pas de côté à propos du Nutri-Score. Ce score permet donc de savoir si globalement un produit est trop gras, trop sucré ou trop salé. Le Centre international de recherche sur le cancer (le CIRC) a demandé que le score soit affiché de façon obligatoire sur tous les produits alimentaires au sein de l'Union européenne. Pour l'heure, seuls les industriels volontaires le font. Les experts du CIRC se basent sur une étude qui devrait vous faire réfléchir : 471 495 patients ont été suivis sur environ quinze ans, parmi lesquels 49 794 cas de cancer ont été diagnostiqués. Les cancers les plus diagnostiqués étaient ceux du sein, de la prostate et colorectal. Pour faire simple, plus le Nutri-Score est élevé (plus les aliments sont gras, sucrés, salés), plus les patients avaient un risque élevé de développer certains cancers :

– colorectal et du foie, en particulier chez la femme ;

– des voies aérodigestives : œsophage/estomac ;

– poumon chez l'homme ;
– prostate et sein.

D'une façon générale, la mortalité était augmentée de 6 % pour les cancers, maladies respiratoires ou cardiaques chez les patients ayant consommé un aliment mal classé au Nutri-Score. Vous avez donc tout intérêt à être vigilant sur ce Nutri-Score, car les conséquences sur votre santé vont bien au-delà du poids sur la balance.

L'astuce zéro contrainte

Pour choisir des produits sains et peu caloriques, fiez-vous au Nutri-Score.

7

On balance la balance

L'épreuve de la balance… On se réveille, on se déshabille, on va aux toilettes, on se pèse et là deux situations se présentent à nous. Soit on est désespéré de faire le même poids que la veille malgré nos efforts, soit on est aux anges, car enfin, nos efforts payent ! Peu importe, au final, car, quelle que soit la situation dans laquelle nous nous trouverons, nous allons faire, juste après cette épreuve de la pesée, les mauvais choix.

Après un écart, jamais tu ne te pèseras !

Qui n'a jamais fait ça ? Un dîner gargantuesque, un brunch qui dure toute la journée, un bon double cheeseburger/frites/cola/glace, et puis le lendemain, on culpabilise. Cette culpabilité vous amène à vous peser pour espérer avoir limité la casse. Et là, patatras ! C'est le drame : vous avez pris 1 ou 2 kg. Comment est-ce possible ? Votre métabolisme a-t-il changé ? Où est donc passée cette époque où vous pouviez enchaîner tous les excès et ne jamais prendre un gramme ? Souffrez-vous d'une maladie hormonale ? La thyroïde ?

Pour certains et certaines, il faudra effectivement parfois s'assurer qu'il n'existe aucune anomalie métabolique ou hormonale à l'aide d'un bilan chez votre médecin. Je tiens malgré tout à vous rassurer : pour l'immense majorité d'entre vous, tout sera normal. Alors pourquoi a-t-on pris du poids aussi rapidement ? Ce n'est certainement pas à cause de l'écart de la veille… Même si vous avez vraiment, vraiment, vraiment abusé. Pour prendre 1 kg de graisse, il faut consommer 7 000 kilocalories en plus de sa ration quotidienne – entre 1 800 et 2 000 kilocalories pour la femme, entre 2 200 et 2 500 pour l'homme. Si vous mangez une pizza avec un burger ainsi qu'une crème glacée supplément chocolat, vous aurez ingurgité moins de 2 000 kilocalories. Un repas « normal », pour être très large, varie de 600 à 800 kilocalories. L'apport de calories lié à cet excès existe mais n'est pas si catastrophique que cela. Par conséquent, si vous avez pris 1 kg, ce n'est certainement pas en rapport avec le repas de la veille. Cela vient soit d'écarts répétés dans les jours ou semaines qui précèdent, soit de la rétention d'eau, en particulier chez la femme.

De ton cycle hormonal, tu te soucieras !

Durant le cycle menstruel, Mesdames, vous avez une variation du taux de deux hormones : l'œstrogène et la progestérone. Ces variations vont être responsables d'une rétention d'eau et donc d'œdèmes. C'est pour cette raison que les femmes peuvent décrire une sensation de gonflement au niveau des jambes, qu'une bague peut être plus serrée au niveau du doigt ou qu'il peut être difficile de rentrer dans un pantalon en fonction du cycle menstruel. Il est aussi possible de se sentir plus ballonnée ou constipée dans certaines parties du cycle. Ceci est dû aux variations de progestérone, responsable d'un ralentissement du transit et donc de constipation. Cette progestérone favorise aussi la prise alimentaire, en particulier sucrée. Il est donc tout à fait normal d'avoir une variation de poids de 1 à 2 kg sans avoir pris un seul gramme de graisse. Il s'agit de rétention d'eau. Attendez quelques jours et votre poids devrait revenir à la normale. Il est donc préférable de se peser au moment du cycle où la rétention est à son minimum, c'est-à-dire juste après les règles.

D'une perte de poids rapide, tu te méfieras !

Si nous perdons 1 ou 2 kg, nous pourrions nous dire que nous allons poursuivre nos efforts, que nous sommes sur la bonne voie et que tout se passe comme prévu. Mais, encore une fois, notre cerveau va nous jouer des tours. La perte de poids constatée sur une semaine peut changer notre comportement la semaine suivante. C'est ce que des chercheurs ont constaté. Dans une étude, des femmes en surpoids souhaitant maigrir ont été suivies durant quelques semaines. Les résultats sont assez surprenants : contre toute attente, plus une participante perdait du poids au bout d'une semaine, moins elle en perdait la semaine d'après [1]. Les résultats auraient certainement été similaires chez les hommes, d'ailleurs.

Paradoxalement, après une perte de poids, de nombreuses personnes vont avoir tendance à se « récompenser » en faisant un « petit écart bien mérité ». Quoi de plus logique que de se faire plaisir après une semaine de sacrifices ? C'est un peu comme si une bonne action en annulait une mauvaise. Ce genre de comportement est d'autant plus vrai que la restriction initiale est importante. Dans l'étude que je viens d'évoquer, un régime hypocalorique et faible en matière grasse était imposé aux participantes. Il est évident que, lorsque vous êtes en restriction calorique, vous allez perdre du poids. Mais plus la restriction aura été difficile et contraignante, plus vous perdrez rapidement du poids et plus grande sera votre frustration. Et cette frustration devra être compensée par une récompense alimentaire, qui, en général, est un aliment gras et/ou sucré. Je ne connais personne qui se félicite en mangeant des carottes ou du céleri…

Alors, que retenir de cette étude ? Que les régimes ne fonctionnent pas, ça, j'espère que vous l'avez intégré. Mais surtout que la privation est synonyme de frustration et donc de craquage.

Tous les quinze jours tu te pèseras !

Retenez aussi qu'il ne faut pas se peser trop souvent. Pesez-vous tous les quinze jours, voire tous les mois. Et toujours dans les mêmes conditions : même partie du cycle menstruel pour les femmes, le matin, à jeun après avoir été aux toilettes et nu(e) ou en sous-vêtements.

Rassurez-vous là encore : il est tout à fait normal de vouloir se peser pour savoir si nos efforts ont payé. Il est aussi important de contrôler son poids régulièrement, même en l'absence de rééquilibrage alimentaire. À la naissance, tous les mois, les bébés sont pesés pour vérifier leur bonne croissance, puis on espace à une pesée tous les trois mois, tous les six mois, puis une fois par an quand tout va bien. Nous devons, nous, adultes, garder cette habitude même en vieillissant car, à l'inverse, toute perte de poids involontaire doit faire l'objet d'une évaluation chez votre médecin, surtout chez la personne âgée.

En effet, la perte de poids liée à l'âge peut être en lien avec une pathologie ou avec ce qu'on appelle la sarcopénie. La sarcopénie correspond à la fonte musculaire liée à l'âge. Je vous rappelle qu'on perd environ 1 % de sa masse musculaire par an à partir de 30 ans ; puis le processus s'accélère entre 50 et 60 ans pour toucher entre 30 et 50 % des personnes âgées de 80 ans. C'est d'ailleurs ce qu'il se passe dans la plupart des régimes « express » : vous perdez beaucoup d'eau, du muscle et quasi pas de graisses.

L'astuce zéro contrainte

Pesez-vous une fois tous les 15 jours et toujours dans les mêmes conditions : le matin, à jeun, en petite tenue, pour les femmes au même moment du cycle menstruel et de préférence après les règles, là où la rétention d'eau est la plus faible.

8

Ne comptez plus les calories

Ah ! Les calories… On ne jurait que par elles à une époque où les nutritionnistes avaient une approche mathématique de la perte et prise de poids. Le principe, appelé du déficit calorique, était simple : si vous ingurgitiez plus de calories que vous n'en dépensiez, vous alliez grossir ; si vous en ingurgitiez moins que vous n'en dépensiez, vous alliez maigrir. Il suffisait de compter les calories que vous consommiez et de les baisser pour perdre du poids.

Cette approche mathématique est obsolète car les besoins caloriques varient d'une personne à une autre, mais aussi en fonction de l'âge, du sexe ou de l'activité que nous pratiquons. Certains d'entre nous vont ainsi prendre du poids en consommant 2 000 kilocalories par jour quand d'autres vont en perdre… Nous ne sommes pas tous égaux devant les calories, alors il ne sert à rien de les compter.

Toutes les calories ne se valent pas

Comment calcule-t-on les calories de ce que nous mangeons ? Voici quelques repères connus :

– 1 g de lipide apporte 9 kilocalories ;
– 1 g de protéine apporte 4 kilocalories ;
– 1 g de glucide apporte 4 kilocalories.

Nous serions donc tentés de conclure que les glucides sont équivalents en termes de calories aux protéines, vu qu'ils apportent à poids équivalent le même nombre de calories. Pourtant, nous savons bien qu'entre un repas riche en protéines – c'est-à-dire en viande – et l'autre riche en glucides – c'est-à-dire en pâtes, pain… –, c'est plutôt celui riche en glucides qui vous fera grossir.

Quant aux lipides, le principe est le même : les lipides représentent le gras d'une façon très grossière. Il n'est pas forcément problématique ; tout dépend de quel type de gras on parle. Nous entendons souvent parler du cholestérol comme quelque chose de néfaste ; or ce cholestérol est absolument indispensable au fonctionnement normal d'une cellule, notamment des membranes cellulaires. Le cholestérol permet aussi de produire des hormones stéroïdes que sont les œstrogènes ou la testostérone. En revanche, en trop grande quantité, il est à l'origine de maladies cardio-vasculaires. Je ne vais pas vous donner un cours sur les différents types de gras, car cette notion est assez intuitive : si je vous dis que le gras de l'avocat pose moins de problèmes que le gras que vous trouverez dans des rillettes, vous ne me contredirez pas !

La consommation de lipides recommandée ne représente que 35 à 40 % des apports journaliers. Soyons honnêtes : qui a la moindre idée de ses apports journaliers en lipides ? Absolument personne, et moi le premier : je suis incapable de vous dire quel est mon apport journalier en graisse. Il en va de même pour les protéines et les glucides. Et c'est tant mieux : ça n'a aucun sens ! Vous trouverez autant de sucre dans deux pommes que dans 200 g de cookies. Pour autant, vous vous doutez bien que ces sucres ne sont pas comparables. Autre exemple assez caricatural mais qui illustre bien la simplicité de la nutrition : 100 g d'avocat – encore lui – comporte autant de lipides que 100 g de nuggets de fast-food. Inutile de vous préciser lequel de ces deux gras il faut favoriser. Voilà pourquoi compter les calories est absurde.

Déculpabilisez !

Lors d'un voyage aux États-Unis, j'ai été frappé par le fait que tous les plats dans les restaurants classiques et les fast-foods précisent le nombre de calories. Je me suis d'abord dit que c'était une bonne chose, on pourrait au moins comparer les aliments entre eux et faire les meilleurs choix. Je me suis très vite rendu compte de l'effet pervers et totalement contre-productif de cette démarche.

Lorsque nous nous rendons dans un fast-food, nous savons exactement à quoi nous en tenir et que nous allons consommer de la malbouffe. À quoi nous sert de culpabiliser et de savoir que notre double cheeseburger est plus calorique que le burger au poulet ? Pourquoi chercher à savoir qui, du cookie ou de la crème glacée, est le plus calorique ? D'autant que dans ce genre d'endroit, la différence de calories est peu significative au cours d'un repas, quel que soit le produit que nous consommons.

Même chose pour le restaurant. Partager un repas entre amis, en famille ou en amoureux est un moment de détente et de plaisir. Le repas en fait partie. Imaginez si vous deviez choisir votre plat en fonction du nombre de calories… C'est probablement la meilleure façon de générer de la culpabilité et un stress inutile. Je vous en parle avec d'autant plus de facilité que c'est exactement ce qui m'est arrivé : à chaque moment passé au restaurant, je me focalisais sur les calories, avec effroi et culpabilité. Et je mangeais malgré tout ce que j'avais envie de manger !

Ainsi, afficher les calories n'apporte rien. Attention, ne me faites pas dire ce que je ne dis pas : au cours d'un rééquilibrage alimentaire, vous ne pouvez pas manger tout ce que vous voulez ; en revanche, ne comptez jamais les calories. De la même manière qu'il est inconcevable de peser ses aliments avant de manger.

200 kilocalories avalées, 200 kilocalories absorbées ? Pas si simple…

Manger 200 kilocalories de brocoli ne sera jamais équivalent à ingurgiter 200 kilocalories de soda, nous sommes tous d'accord. Mais allons plus loin : notre corps assimile un nombre de calories variable en fonction des aliments. C'est très simple : lorsque vous consommez 200 kilocalories d'amandes par exemple, ces dernières procureraient 20 % de calories en moins à notre organisme, c'est-à-dire 160 kilocalories uniquement. En d'autres termes, vous mangez 200 kilocalories, vous en absorbez 160. Pourquoi ? Parce que notre mastication serait insuffisante pour absorber toutes les matières grasses, donc toutes les calories. Une partie des calories de ces amandes est donc rejetée. Rendez-vous compte : il est encore une fois possible de manger sans prendre de poids ! C'est pour cette raison qu'une poignée d'oléagineux, lors du goûter, soit une vingtaine d'amandes ou de noix, ne vous feront jamais grossir. Pourtant, cette même poignée d'amande convertie en trois Oreo, un paquet de M&M's ou encore un Snickers le ferait.

L'astuce zéro contrainte

Ne comptez pas les calories pour perdre du poids : elles ne sont pas équivalentes et vous pousseront à l'erreur.

9

Une pomme par jour

Vous connaissez probablement la célèbre phrase de Winston Churchill : « *An apple a day keeps the doctors away* », qui veut dire : « Une pomme par jour éloigne le docteur. » Il avait raison, mais savait-il pourquoi ? En effet, la pomme est un aliment qui devrait avoir une place de choix dans notre régime alimentaire. Pourtant, souvent, quand on vous parle de ce fruit, on entend que la pomme d'aujourd'hui contient cinquante fois moins de vitamine C que la pomme d'il y a vingt ans. La mauvaise nouvelle, c'est que c'est vrai. Mais la bonne, c'est que la pomme ne se résume pas à cette vitamine et possède de nombreux autres intérêts pour notre santé.

Carte d'identité de la pomme

La pomme est le fruit le plus cultivé au monde et le plus consommé en France, devant l'orange et la banane. Au niveau alimentation, 100 g de pomme vous apporteront environ 13 g de glucides, soit environ 2 morceaux de sucre, mais – rappelez-vous que tous les sucres ne se valent pas – celui de la pomme, composé essentiellement de sucre simple et de fructose, n'augmente pas beaucoup votre taux de sucre dans le sang. La pomme ne fait donc pas grossir. L'American Diabetes Association rapporte même que la consommation de pommes n'est pas problématique chez les patients atteints de diabète de type 2.

J'apporte d'ores et déjà une précision d'importance : si votre budget le permet, privilégiez des pommes bio. Une enquête récente a révélé que près de 80 % des pommes analysées étaient contaminées par au moins un pesticide à risque [1]. Et éplucher la pomme n'est pas suffisant car ces pesticides passent à travers la peau et contaminent la chair du fruit. En revanche, si votre budget ne le permet pas, il est malgré tout préférable de manger des pommes non bio que de ne pas en manger du tout.

La pomme, LE fruit coupe-faim

Contrairement aux gâteaux et autres sucreries que se dévorent en trois bouchées, il faut du temps pour manger une pomme. Nous allons devoir mâcher durant plusieurs minutes, ce qui va favoriser la sensation de satiété. Rappelez-vous que ce message chimique de satiété n'arrive qu'environ vingt à trente minutes après un repas. Lorsque nous mangeons une pomme, notre cerveau comprend tranquillement que nous remplissons notre estomac. Ainsi, manger une pomme nous permet, par la simple action mécanique de mastication, de couper l'appétit.

Ce n'est pas tout : les fibres contenues dans une pomme vont former une sorte de gel dans l'estomac, favorisant à son tour la satiété.

C'est donc doublement gagnant : la pomme coupe l'appétit et ne fait pas grossir.

La pectine pour renforcer le tube digestif

La pectine est une fibre qu'on trouve dans la peau et les pépins de pomme, mais aussi dans d'autres légumes comme les haricots verts ou dans certains compléments alimentaires. La pectine passe dans le tube digestif et est digérée par les bactéries de notre microbiote ou flore intestinale. Ces bactéries du tube digestif adorent tout autant la pectine qu'un enfant aime les bonbons et s'en nourrissent ; elle agit donc, en quelque sorte, comme un prébiotique.

Cette pectine a des pouvoirs extraordinaires sur notre tube digestif : elle modifie la composition du mucus au niveau de la paroi digestive, c'est-à-dire des sécrétions digestives ; elle augmente les défenses immunitaires et rend le tube digestif moins perméable aux toxines. D'une façon plus générale, cette fibre possède aussi des propriétés anti-inflammatoires. Des études chez la souris [2] ont montré que la pectine prévient et guérit les lésions du foie causées par l'alcool ! Pour l'heure, on ne sait pas encore quelle quantité exacte de pectine – et donc de pommes – il faut manger pour ressentir les bénéfices sans effet secondaire. Car il y a des effets secondaires néfastes à apporter trop de pectine à son organisme : les capacités de digestion de nos bactéries du microbiote vont être dépassées, provoquant un appel d'eau et de la fermentation. Nous risquons donc, c'est vrai, quelques ballonnements et gaz, désagréables, mais sans conséquences sur notre santé.

La pomme fait pousser le cerveau

Les bienfaits de la pomme ne s'arrêtent pas là. La pomme contient ce qu'on appelle des phytonutriments qui sont des nutriments présents à l'état naturel dans les végétaux. Parmi ces phytonutriments, on retrouve la quercétine et l'acide docosahexaénoïque, plus connu sous le nom de DHA. Des chercheurs ont démontré que, lorsqu'on administre ces deux substances à des cellules de cerveau de souris, ces cellules se multiplient [3]. On appelle ce phénomène de croissance des cellules du cerveau la neurogénèse. D'autres études ont démontré que la quercétine agit comme un antioxydant mais aussi un antiallergique naturel. Pour l'heure, on ne sait pas quelle quantité de ces phytonutriments serait nécessaire chez l'homme pour des résultats visibles, mais cela vous donne un aperçu des pouvoirs extraordinaires de la pomme. Cerise (ou pomme) sur le gâteau, des chercheurs ont aussi démontré que consommer deux pommes par jour permettait de faire baisser le mauvais cholestérol [4].

L'astuce zéro contrainte

Consommer une pomme permet d'obtenir plus rapidement la sensation de satiété et donc de mieux gérer la quantité de nourriture que nous mangeons.

10

Le petit déjeuner, c'est pas obligé

La légende du petit déjeuner

Vous avez déjà dû entendre ce message, martelé régulièrement ici ou là, vous expliquant que le petit déjeuner est le repas le plus important de la journée. Que sans, impossible de tenir toute une journée et que par conséquent vous compenserez et mangerez beaucoup plus lors des autres repas.

Cette fois encore, ce qui semble évident et relever d'un certain bon sens ne l'est pas forcément en médecine et en nutrition. De nombreuses études montrent qu'il faut manger le matin pour perdre du poids et que les personnes obèses ou en surpoids sont celles qui ne mangent pas le matin. Ces études existent et sont vraies, mais attention au rapport de causalité. Il faut toujours, avec les études, se méfier des raccourcis et des conclusions hâtives. On pourrait imaginer que, débutant la journée par un bon petit déjeuner, on aurait tendance à manger moins durant la journée et à perdre du poids ; or il n'en est rien [1]. On pourrait imaginer aussi que les personnes obèses sautent le petit déjeuner car elles sont obèses et qu'elles cherchent à manger moins pour perdre du poids, et pas l'inverse. On pourrait enfin croire que ne pas manger le matin ralentirait notre métabolisme et nous ferait stocker davantage d'énergie lors des repas suivants ; c'est faux [2]. En conclusion : si sauter le petit déjeuner ne vous fera pas grossir [3], en prendre un ne vous fera pas maigrir non plus.

Le petit déjeuner, une invention des industriels de l'agroalimentaire

Le petit déjeuner n'est absolument pas un repas obligatoire. Ce sont les industriels qui ont véhiculé cette idée pour nous pousser à consommer les fameuses céréales ultratransformées du matin. Edward Bernays, publicitaire de génie, est à l'origine du fameux petit déjeuner américain « œuf-bacon ». C'est à lui qu'on a confié la mission dans les années 1920 d'augmenter les ventes de cigarettes chez les femmes. Il a été rémunéré de la même manière par la Beech-Nut Packing Company afin de promouvoir ce fameux petit déjeuner de champion, synonyme de l'*American lifestyle*.

Manger sucré le matin donne faim

Si vous n'avez pas faim le matin, ne vous forcez surtout pas. Vous ne risquerez pas de tomber en hypoglycémie. Notre corps possède un système de régulation extrêmement performant pour puiser dans nos réserves et assurer un taux de sucre constant, même lorsqu'on ne mange pas. En revanche, si vous mangez très sucré le matin, comme ces céréales dont les enfants raffolent – y compris les miens –, votre taux de sucre va grimper en flèche. En réponse à cet afflux massif de sucre, votre corps va tout faire pour le faire redescendre à un niveau stable. Il va donc produire une quantité importante d'insuline et faire baisser brutalement votre taux de sucre. Cette descente rapide du taux de sucre est responsable du creux dans l'estomac que vous pourrez avoir vers 11 heures en cas de petit déjeuner sucré. C'est donc un paradoxe mais finalement assez facile à comprendre : manger sucré donne faim.

« Besoin » ou « envie » ?

Prenez un petit déjeuner uniquement si vous en avez l'habitude, l'envie et surtout si vous en ressentez le besoin. Besoin et envie sont deux choses différentes dans ce cas. Je vous explique : jusqu'à peu, je ne partais jamais le ventre vide au travail. Il fallait absolument que je mange quelque chose. Le plus souvent, c'étaient des viennoiseries ou sucreries sans grand intérêt nutritionnel. J'ai mis du temps à comprendre que ma faim du matin venait du fast-food que j'avais ingurgité la veille. Le repas que vous consommerez la veille aura un impact sur votre faim ou satiété du matin – je reviendrai au chapitre suivant sur ce phénomène. Dans ce cas, il s'agit bien d'un « besoin ».

Seuls les enfants doivent petit-déjeuner

Autant les adultes peuvent se passer du petit déjeuner, autant les enfants doivent tous manger le matin. Le cerveau consomme 20 % de l'énergie du corps humain alors qu'il ne représente que 2 % du poids total. Il a donc besoin de carburant pour fonctionner. Les enfants qui ne mangent pas le matin vont avoir une baisse relative du taux de sucre au niveau du cerveau entraînant une baisse des performances intellectuelles. Interrogez les enseignants de vos enfants : ils savent tous quels enfants ne prennent pas de petit déjeuner dans leur classe ; ce sont les enfants qui ont une baisse de l'attention vers 11 heures du matin.

Un enfant ne doit donc pas partir de la maison le matin le ventre vide. Certains ne veulent absolument pas manger le matin, impossible de les forcer, mais n'hésitez pas à leur donner une petite collation pour 10 heures. Une compote de pommes, facile à transporter, fera l'affaire même si c'est loin d'être parfait.

Pour ceux qui s'interrogent, évitez les produits céréaliers raffinés et industriels comme les biscuits, les brioches, les viennoiseries trop riches en sucre et en graisses saturées. Proposez par exemple un fruit, un morceau de pain avec un peu de confiture et un produit laitier, source de calcium et de protéines. Les jus ne sont absolument pas indispensables et ont très peu d'intérêt. Votre enfant peut s'en passer sans que vous soyez un mauvais parent.

Hydratez-vous !

Après une nuit de sommeil, il n'est pas nécessaire de manger mais il est malgré tout important de s'hydrater. Même si vous avez dormi, votre organisme et vos organes ont continué de fonctionner. Votre foie et vos reins ont fait leur travail d'épuration des toxines, votre cerveau est resté en activité tout comme votre cœur, vos poumons et intestins. Prenez la boisson qui vous fera plaisir : thé, café, tisane, idéalement sans sucre. Pour me réveiller, de mon côté, c'est systématiquement un café sans sucre ! Si vous décidez de ne pas prendre de petit déjeuner, vous serez en situation de jeûne intermittent. Ne gâchez pas ce jeûne avec un morceau de sucre dont vous pouvez clairement vous passer. J'ai pris toute ma vie mon café avec un morceau de sucre, jusqu'au jour où j'ai compris que ma consommation de sucre était problématique. Les premiers jours ont été un peu difficiles, mais désormais il me paraît impossible de prendre un café ou un thé sucré, sauf situations festives particulières, quand je suis invité par exemple et que le café ou thé est déjà préparé sucré.

Pour ce qui est du lait, il est indispensable chez les nourrissons et enfants en bas âge, mais absolument pas nécessaire chez l'adulte. Le lait que nous consommons est bien trop gras mais surtout riche en un gras pro-inflammatoire. Vous devez malgré tout consommer des produits laitiers, mais sous forme de yaourt ou fromage, bien plus intéressants que le lait classique. Si vous ne voulez absolument pas de thé, café ou tisane, prenez au moins 1 ou 2 verres d'eau pour débuter la journée.

Smoothie et jus n'ont que peu d'intérêt

Si vous prenez un petit déjeuner, sachez qu'intégrer des jus ou des smoothies n'apporte pas grand-chose en dehors du sucre. Pour faire un jus d'orange, il vous faudra trois ou quatre fruits, jus que vous boirez rapidement, probablement en quelques secondes. Votre estomac et votre cerveau n'auront absolument pas la perception d'avoir consommé trois ou quatre oranges. En effet, notre corps considère qu'une boisson n'a pas vocation à nous nourrir et que la seule boisson adaptée est l'eau. Vous allez donc boire ce jus et manger avant ou après. Prenez maintenant ces mêmes trois ou quatre oranges, coupez-les en quartiers. Vous aurez entre douze et seize quartiers à déguster. Maintenant, mangez-les. Après le dixième quartier – pour les plus courageux, d'autres auront arrêté avant –, je pense que vous serez rassasié. Tout cela pour vous faire comprendre qu'il n'est pas interdit de prendre un jus de fruits frais le matin mais qu'en termes de nutrition, l'intérêt est limité. Il en va de même avec les super smoothies. Boire un smoothie avec une banane, une orange, un kiwi et une pomme n'entraînera absolument pas la même satiété que de les consommer un par un.

L'astuce zéro contrainte

Pour vous aider dans votre perte de poids, sautez le petit déjeuner.

11

Le fast-food, le restaurant qui donne faim

Qui n'a jamais connu ça : avaler un bon gros menu de fast-food et avoir faim quelques heures après seulement ? En termes de calories, notre estomac a pourtant eu son compte : burger, frites, soda sucré, éventuellement glace en dessert… Ce repas apporte aux alentours de 1 000 kilocalories, soit plus de la moitié des apports moyens journaliers d'un homme ou d'une femme. Comment expliquer alors qu'on puisse rapidement avoir faim après un fast-food ?

Nous en revenons au principe que nous avons évoqué plus haut : toutes les calories ne se valent pas.

L'index glycémique, notre meilleur allié nutrition

L'index glycémique est probablement l'élément le plus important à comprendre en nutrition. Si vous maîtrisez cet index glycémique, vous maîtriserez l'influence que les aliments ont sur votre corps et donc votre santé.

L'index glycémique est un classement de l'effet des aliments contenant des glucides sur votre glycémie, le taux de sucre dans le sang, durant les deux heures qui suivent leur ingestion. Cet index varie de 0 à 100. Plus un aliment a un index glycémique élevé, donc proche de 100, plus il va libérer rapidement du sucre dans le sang. L'index glycémique n'est pas influencé par le taux de sucre que contient un aliment : ce n'est pas parce qu'un fruit par exemple est très sucré qu'il contient un index glycémique élevé. Vous ne pouvez donc pas connaître la valeur de l'index d'un produit en regardant l'étiquette au dos.

Comment fonctionne l'index glycémique d'un aliment sur notre organisme ?

Un aliment avec un index glycémique élevé est responsable d'une libération rapide et brutale du sucre qu'il contient dans notre tube digestif. Notre glycémie va donc s'élever très rapidement. Or le corps humain est comme un thermostat : il met tout en œuvre pour conserver une glycémie constante. Si elle est basse, il va tout faire pour la remonter et éviter l'hypoglycémie ; si elle est élevée, il va tout faire pour la diminuer. Revenons à notre fast-food.

Les sucres du pain, des frites et du soda sont responsables d'un afflux massif de sucre dans notre organisme. En réponse, notre pancréas va libérer une grande quantité d'insuline pour faire baisser ce taux de sucre. Cette libération brutale et importante d'insuline est responsable d'une baisse tout aussi brutale de la glycémie quelques heures après. Nous allons donc passer d'une glycémie très élevée à une glycémie normale, voire basse en quelques heures.

Index glycémique et satiété

Cette baisse brutale est considérée par notre cerveau comme un manque et c'est à ce moment-là que nous aurons faim. En d'autres termes, manger un aliment à index glycémique élevé est la garantie d'avoir faim juste après. Plus l'index est bas, moins le taux de sucre monte vite et moins nous produisons d'insuline, car notre organisme a eu le temps de s'adapter.

De plus, les aliments à index glycémique élevé activent dans le cerveau le circuit de la récompense. Il a été expérimenté [1] chez des patients obèses ou en surpoids à qui on propose deux types de repas à calories et valeurs nutritionnelles équivalentes : soit un repas à index glycémique bas, soit un repas à index glycémique élevé. Ces patients ont passé ensuite une IRM fonctionnelle afin de détecter l'activité de certaines zones du cerveau. Les participants qui ont consommé des aliments à index glycémique élevé ont eu une activation plus importante d'une zone du cerveau qu'on appelle le noyau accumbens. Derrière ce nom barbare se cache une zone clé du cerveau dans le circuit de la récompense et dans la libération de la dopamine, hormone du désir et de l'envie. Voilà pourquoi manger des fast-foods est si réconfortant : ce n'est pas parce que c'est forcément délicieux comme repas, mais parce que notre cerveau nous joue des tours en activant le circuit de la récompense consécutive à cette libération massive de sucre. C'est la double peine des fast-foods et c'est pourquoi nous avons faim juste après.

Privilégiez les aliments à index glycémique bas

Pour une meilleure satiété dans le temps, il faut, à chaque repas, privilégier des aliments à index glycémique bas. Pour faire très simple, tous les légumes ont un index glycémique bas, très bas, très souvent inférieur à 15 ! À l'inverse, tous les produits industriels ou transformés ont le plus souvent un index glycémique élevé.

N'oubliez pas que les protéines ont un index glycémique égal à 0 car elles ne contiennent pas de sucre et ne font donc pas varier votre taux de sucre dans le sang. C'est pourquoi il est important d'avoir un apport en protéines à chaque repas.

Enfin, les lipides et protéines ralentissent l'absorption des glucides et vont baisser l'index glycémique des aliments.

Comme toujours en nutrition, pas de formule miracle : ce n'est pas parce qu'un aliment a un index glycémique élevé qu'il est mauvais et à l'inverse ce n'est pas parce qu'un aliment a un index glycémique bas qu'il est bon. La pomme de terre au four a par exemple un index glycémique à 95 alors que la pâte à tartiner préférée de vos enfants a un index glycémique à 35… À méditer.

L'astuce zéro contrainte

Pour atteindre plus rapidement la sensation de satiété, privilégiez les aliments à index glycémique bas, comme les fruits et légumes, la viande et les produits non transformés en général.

12

Pasta al dente o niente !

Cuisson et index glycémique

Toutes les pâtes que nous consommons devraient être cuites *al dente*. D'abord, c'est bien meilleur – même si je n'ai aucune étude pour vous le prouver –, mais surtout la cuisson des pâtes et des aliments a un impact important sur leur index glycémique.

Les pâtes, comme le riz d'ailleurs, sont composées d'amidon. Lors de la cuisson, l'amidon est découpé et se gélatinise. Lorsqu'un riz est trop cuit par exemple, il devient gluant. Ce sont les molécules d'amidon qui se sont en quelque sorte agglomérées. Lorsque cet amidon est gélatiné, il est comme prédigéré pour votre estomac. Or l'amidon, qui est un sucre, va être ainsi transformé beaucoup plus rapidement et facilement en glucose. Notre tube digestif aura moins d'efforts à fournir pour détruire les liaisons d'amidon entre elles, vu que la cuisson aura déjà fait une bonne partie du travail. Le glucose arrive donc plus rapidement, ce qui élève l'index glycémique. Conclusion : plus un aliment est cuit, plus il a un index glycémique élevé. Cette information a une importance capitale car, à quantité équivalente, l'aliment aura un index glycémique plus ou moins élevé en fonction de sa cuisson.

Le pouvoir de rétrogradation

Heureusement, si vous avez trop cuit vos pâtes ou votre riz, il est encore possible de faire marche arrière grâce à un autre processus : la rétrogradation. Pas de panique, la rétrogradation n'est rien d'autre, pour simplifier, que l'inverse de la gélatinisation : lorsque l'amidon refroidit, il se reforme dans son état presque initial. En d'autres termes, si vous laissez refroidir votre plat ou si vous mettez votre riz au réfrigérateur, l'index glycémique revient à la normale.

Prenons un exemple : des spaghettis *al dente* auront un index glycémique aux alentours de 45, donc modéré. Laissez cuire ces pâtes quelques minutes de plus et vous aurez un index glycémique qui grimpe à 65 ! Mais des pâtes cuites, laissées au réfrigérateur puis consommées froides en salade, auront un index glycémique plus faible.

Enfin, il est impératif de bannir les pâtes « cuisson rapide » en 3 minutes : leur index glycémique est encore plus important. En effet, ces produits sont fabriqués avec une pâte plus fine qui cuit donc plus rapidement. Elles vous provoqueront moins de satiété que des pâtes classiques cuites *al dente*.

Pasta al dente o niente !

Pour terminer, j'ajouterais une précision importante : que ce soient des pâtes ou du riz, privilégiez les produits aux céréales complètes, dont l'index glycémique est plus faible et la valeur nutritionnelle plus intéressante car ils sont plus riches en fibres.

N'oublions pas la pomme de terre

Les pâtes et les riz ne sont pas les seuls aliments à avoir un index glycémique qui varie en fonction de la cuisson. Il en va de même pour la pomme de terre, dont le mode de cuisson fait énormément varier cet index. Une pomme de terre cuite à l'eau avec sa peau aura un index glycémique de 65 alors qu'en purée son index passe à 90. Attention, une pomme de terre même en purée reste plus intéressante nutritionnellement parlant que des frites, dont l'index glycémique est de 95. Comme pour chaque notion développée dans ce livre, l'index glycémique n'est pas la règle absolue. Pas de dogme ni d'interdit en nutrition !

L'astuce zéro contrainte

Maîtrisez le temps de cuisson des pâtes ou du riz pour vous faire plaisir tout en prenant moins de poids.

13

Des fruits et légumes à volonté

Encore un chapitre pour vous convaincre qu'il faut changer de dogme en matière de nutrition ! Vous entendrez de nombreux experts vous expliquer que tout dans l'excès fait grossir. Je mets au défi quiconque de grossir en mangeant des fruits et légumes à volonté. Cela n'a jamais fait grossir personne, mais vous aidera même à perdre du poids.

Le fructose, le bon sucre des fruits

Les fruits contiennent du sucre – ce n'est un secret pour personne –, mais ils contiennent un sucre particulier qu'on appelle le fructose. Ce fructose est à bannir dans les aliments industriels ultratransformés, mais ne pose aucun problème à l'état naturel dans les fruits. Ce fructose est assimilé très lentement par notre foie, notamment grâce aux fibres qu'un fruit contient. Un fruit est aussi riche en vitamines, le plus souvent très faible en calories, riche en eau et en minéraux. Un fruit n'est donc absolument pas comparable à n'importe quels pâtisserie, gâteau ou produit industriel.

En revanche, soyons clairs malgré tout : si vous ajoutez des fruits à des gâteaux, vous allez grossir. Il vous faudra faire un choix. Même chose si vous êtes diabétique et que vous mangez trois bananes d'un coup ou 500 g de raisin, votre taux de sucre va évidemment grimper. L'idée est donc peu à peu de changer votre façon de voir l'alimentation.

Un fruit en dessert, le bon réflexe

Plutôt que de vous frustrer et de ne pas prendre de dessert ou de goûter, prenez un ou deux fruits. Ce fruit que vous allez consommer alourdira votre bilan calorique à l'instant T. En revanche, si vous ne le prenez pas – croyez-moi, j'en ai fait plusieurs fois l'expérience –, vous aurez envie à un moment de manger quelque chose de sucré. Vous vous tournerez alors vers des aliments ultratransformés, des pâtisseries ou viennoiseries qui n'apportent rien d'autre que du sucre qui se transformera en gras.

N'hésitez pas à profiter des fruits de saison souvent bien moins chers que vous pourrez par exemple congeler. Personnellement, j'adore la figue. Elle est riche en fer, potassium, cuivre, en vitamines du groupe B et en fibres. Elle contient dans sa chair et sa peau de nombreux antioxydants protecteurs de maladies cardio-vasculaire. La saison de la figue va de juillet à octobre. J'en profite donc pour en congeler un stock à déguster en hiver ou au printemps. La congélation, contrairement à la cuisson, permet de conserver toutes les vitamines et minéraux. Pour ceux qui n'auraient pas le temps de faire fréquemment le marché ou les courses, la congélation est aussi un bon moyen d'avoir des fruits d'avance à quasi toutes les saisons. Il suffit d'en acheter en plus grande quantité et d'avoir un congélateur malgré tout assez volumineux.

Les fruits secs ne sont pas interdits, mais n'oubliez pas qu'ils sont déshydratés et donc beaucoup plus concentrés en sucre !

Des légumes à chaque repas

Il en va de même pour les légumes : personne ne prendra jamais un seul gramme en mangeant des légumes, même à volonté. Vous devez en consommer à chaque repas, peu importe la quantité ; mais plus vous en consommez, mieux c'est.

Pour être sûr de manger un grand nombre de fruits et donc de bénéficier de toutes leurs propriétés, mettez des couleurs dans votre assiette. Plus elle sera colorée, plus vous aurez envie de manger. Que me diriez-vous si je vous proposais quatre asperges avec un poisson blanc ? Que c'est d'un ennui absolu, et vous auriez raison. En revanche, si je couple ces asperges à des tomates cuites au four, une portion de lentilles et quelques fleurs de brocoli, tout de suite votre assiette change de tête ! Vous l'aurez diversifiée et par conséquent vous aurez plaisir à manger. Et cette astuce ne demande aucun talent de cuisinier – là encore, vous pouvez me faire confiance !

Vous pouvez même ajouter une petite portion de frites, si vous en avez envie. Un dernier conseil pour terminer : vous allez au restaurant vous faire plaisir avec une bonne assiette de pâtes à la carbonara ou à la bolognaise ? Demandez qu'on vous mette à côté un peu de légumes et un peu moins de pâtes, vous conserverez tout le plaisir des pâtes et bénéficierez des bienfaits des légumes.

L'astuce zéro contrainte

Pour rendre les légumes attractifs, mettez des couleurs dans votre assiette. Une assiette colorée est un repas plaisir et santé assuré.

14

Pas de régime détox !

Détoxifier son foie, ses reins et son organisme : voici la promesse alléchante et mensongère de certains régimes, articles ou boissons qui fleurissent régulièrement saison après saison à l'occasion des fêtes de fin d'année ou à l'approche des beaux jours. La technique est toujours la même : miser sur certains aliments pour éliminer les toxines de notre organisme. Comme si les écarts accumulés tout au long de l'année – ou de la vie – pouvaient être effacés par quelques jours de diète ! C'est non seulement illusoire mais c'est surtout la meilleure façon de prendre du poids.

Ne soyez pas pressé !

Si vous avez quelques kilos – ou beaucoup plus – à perdre, comment ne pas céder aux sirènes d'un régime qui semble à première vue facile et rapide ? Je ne cesserai de le répéter : tout régime qui vous promet une perte de poids rapide et/ou importante est soit inefficace soit dangereux. En règle générale, les kilos que vous avez pris se sont installés en plusieurs mois, voire plusieurs années. Vouloir les perdre en quelques semaines est la meilleure façon de les reprendre dans la foulée avec le fameux effet yoyo.

Restriction et frustration

Un régime détox consiste à éliminer de son alimentation un grand nombre d'aliments au profit de végétaux à consommer entiers ou sous forme de jus pour une période de quelques jours à quelques semaines, dans les cas les plus extrêmes. En ce qui concerne les aliments, c'est en fonction de l'humeur et l'inspiration : régime à base de pommes, épinards, choux ou brocolis, infusions « drainantes »…

D'une façon générale, tous ces aliments sont bénéfiques pour votre santé ; ce qui l'est moins, c'est la restriction de tous les autres aliments. Imaginez supprimer tous les féculents de votre alimentation, toutes les sucreries et toutes les protéines d'origine animale ; vous allez mécaniquement perdre du poids car vous serez en restriction calorique. Malgré toutes les carottes ou pommes que vous mangerez, vous n'aurez pas le compte de calories nécessaires pour que votre organisme fonctionne normalement. Ce régime hypocalorique va donc vous faire maigrir.

Le problème, c'est que cette perte de poids concernera, du fait d'un manque de protéines notamment, votre masse musculaire. Vous allez donc perdre du muscle, muscle qui pèse plus lourd que la graisse, donc du poids. Vous serez d'autant plus motivé que cette perte sera rapide et importante. Cette alimentation restrictive totalement déséquilibrée vous donnera l'illusion que « ça marche », car vous aurez perdu du poids. Du moins pour le moment. Dès lors que vous retrouverez une alimentation « normale », votre corps va tout faire pour stocker les calories dont vous l'aurez privé et vous reprendrez, au mieux, tous les kilos perdus et, au pire, en prendrez quelques-uns supplémentaires. C'est d'autant plus vrai si vous pratiquez certaines détox « monodiètes ».

La tristesse de la « monodiète »

La monodiète consiste à ne manger qu'un seul aliment sur une période définie. La durée varie de quelques jours pour les plus chanceux à plusieurs semaines pour les plus téméraires. Cette mode du régime monodiète a été popularisée en 2016 suite à la perte de poids « spectaculaire » d'un magicien américain. En ne mangeant que 5 pommes de terre par jour pendant deux semaines, il a perdu pas moins de 8 kg ! À la suite de cette phase, il a perdu, à l'aide d'un nutritionniste, près de 50 kg. Là est le vrai tour de magie. Le tour de passe-passe consiste en effet à faire croire que c'est la monodiète qui a généré la perte de poids totale. Or le secret de sa réussite est le suivi adapté par un nutritionniste qualifié.

Comme la cure détox, la monodiète donnera des résultats spectaculaires en quelques jours, liés à une perte en eau et en muscle, que vous reprendrez au bout de quelques jours voire quelques semaines pour les plus heureux. Vous l'aurez compris, comme avec tout régime détox, dès la fin de la période de privation, votre corps reprendra le dessus en reconstituant les réserves perdues.

Et que dire de la frustration que vous vous serez infligée et qui fera que, naturellement, vous aurez envie de tout ce dont vous vous serez privé. C'est donc la meilleure façon de prendre encore plus de poids.

Les pseudo-bénéfices de la détox sur le corps

Vous lirez ici ou là que la détox permet de purifier son corps, mettre au repos ses intestins, éliminer les mauvaises toxines de votre foie ou de vos reins. C'est faux. Vos intestins n'ont pas besoin d'être mis au repos ; au contraire, ils ont besoin de travailler. Le travail, c'est la santé, même pour vos organes !

Les bactéries de votre tube digestif, qu'on appelle le microbiote, se nourrissent des aliments que vous leur apportez. Attention : cela ne veut pas dire qu'il ne faut pas revoir notre alimentation et chouchouter nos intestins pour les nourrir de bonnes bactéries contenues dans les aliments riches en fibres. Non, il faut simplement ne pas être restrictif et apporter une diversité d'aliments suffisante pour satisfaire les bactéries de votre microbiote. Ainsi, un régime monodiète ou détox aura la fâcheuse tendance de déséquilibrer votre microbiote. Nous sommes faits pour manger de tout, en petite quantité et de façon raisonnable ; ne pas suivre cette préconisation vous expose à des dérèglements importants sur le plan physiologique.

Focus sur le foie

La détox du foie est, comme toute détox, inutile dans la façon où elle est proposée. En revanche, ne pas malmener votre foie, véritable usine à détoxifier, est important en limitant votre consommation d'alcool, de boissons gazeuses sucrées ou d'aliments gras. Votre foie ne demande pas grand-chose de plus et n'a pas besoin de l'aide d'aliments miracles.

L'astuce zéro contrainte

Évitez toute monodiète ou autre régime détox qui vous fera prendre plus de poids qu'il ne vous en fera perdre.

15

Les compléments alimentaires

De l'utilité des compléments alimentaires dans la perte de poids

En nutrition, il n'y a pas de recette ni d'aliment miracle. Les compléments alimentaires ou produits coupe-faim ne dérogent pas à cette règle : je ne recommande pas de prendre des compléments alimentaires pour la simple et bonne raison qu'il ne s'agit, en principe, que de « complément ». Qui dit « complément » dit qu'ils sont en lien avec une alimentation équilibrée. Or, bien souvent, les patients que je vois en consultation et qui cherchent à perdre du poids ne pratiquent pas d'activité physique, dorment mal et ont une alimentation déséquilibrée. Ils n'ont donc pas besoin de « complément », mais d'abord d'un rééquilibrage général de leur mode de vie.

Même s'il n'est pas possible de généraliser, j'ai constaté une caractéristique commune : ils sont tous à la recherche d'un complément alimentaire ou d'une vitamine qui pourrait les aider à perdre du poids ou à se sentir plus en forme. Dans le fond, je les comprends et ils ont tout à fait raison d'essayer de prendre en charge leur santé. En revanche, prendre un complément alimentaire sans une prise en charge globale de leur mode de vie n'aura probablement aucun impact positif. Une fois cette notion bien intégrée, parlons du chrome comme complément coupe-faim.

Le cas particulier du chrome

Le chrome est un oligo-élément indispensable à la vie et joue un rôle important dans le métabolisme des lipides et des glucides. Il participe au bon fonctionnement de l'insuline, l'hormone qui baisse la glycémie, et améliore son contrôle. Le chrome permet ainsi de lisser les pics néfastes d'insuline et de glycémie.

La supplémentation en chrome a montré un effet positif sur la glycémie à jeun chez les patients diabétiques et sur le cholestérol [1]. Selon une étude, le chrome permet en effet de baisser le taux de triglycérides, mauvais cholestérol, et d'augmenter le HDL, bon cholestérol. La dose utilisée dans l'étude était de 200 microgrammes, soit une ampoule. Aucun effet secondaire n'a été remarqué, ce qui témoigne d'une très bonne tolérance ; même si les études futures devront confirmer son innocuité sur le long terme.

D'autres expérimentations ont confirmé chez les patients diabétiques l'effet positif de cet oligo-élément sur le taux de sucre et le bon cholestérol [2]. Pour les patients atteints de diabète de type 2, la supplémentation en coenzyme Q10, vitamines C et E semble aussi améliorer le contrôle de la glycémie [3].

Chrome et pulsion de sucre

Nous connaissons tous ces moments où nous avons une envie irrépressible de sucre alors que nous avons mangé correctement et que nous n'avons, a priori, aucune raison d'avoir faim. Cette envie inexpliquée qui pousse à aller dans le placard chercher une confiserie, un gâteau ou une barre chocolatée s'appelle une pulsion. La répétition de ces pulsions devient une habitude pour notre cerveau et l'ensemble de nos organes. Je vous rappelle que nous avons une horloge biologique dans le cerveau qui détermine la veille et le sommeil. Grâce à elle, nous nous couchons et levons à peu près à la même heure. L'ensemble de nos paramètres biologiques est régulé par cette horloge biologique. Si nous prenons l'habitude de grignoter tous les soirs vers 22 heures par exemple, notre corps va s'habituer à cette routine. Par conséquent, vers 21 h 30, notre foie va commencer à travailler, car il sait que d'ici trente minutes nous allons ingurgiter des calories. Il va anticiper la prise alimentaire et commencer à produire de l'insuline. Nous allons donc nous retrouver en hypoglycémie relative, c'est-à-dire que nous n'allons pas vraiment être en hypoglycémie mais notre taux de sucre va diminuer, provoquant cette sensation de faim. La machine est en route et la faim s'installe. Nous allons donc manger et le cercle vicieux se poursuit.

Pour le rompre, plusieurs stratégies s'offrent à vous : résister – mais il faut être honnête : c'est difficile –, manger autre chose de sain, comme une ou deux carottes, un yaourt au lait de brebis, boire une tisane ou… prendre une ou deux ampoules de chrome.

Le chrome a en effet la particularité de réguler la sensation de faim, les grignotages et les pulsions sucrées [4]. Si vous avez une envie de sucre vers 22 heures, prenez une ou deux heures avant deux ampoules de chrome. Grâce à lui, vous n'aurez pas cette pulsion de sucre liée en partie aux variations de glycémie car rappelez-vous que le chrome régule votre taux d'insuline et de sucre en évitant les variations importantes. Cette supplémentation peut se faire durant plusieurs jours ou semaines jusqu'à ce que vous perdiez cette habitude.

L'astuce zéro contrainte

Une ou deux ampoules de chrome 2 heures avant l'heure habituelle des pulsions de sucre pour lutter contre les fringales incontrôlables.

16

Le sucre, notre meilleur ennemi

Le sucre : lire ce mot fait déjà du bien au cerveau ! Mais un peu moins à notre ligne. Le problème avec le sucre est que notre consommation a triplé au cours des cinquante dernières années. L'obésité a progressé, elle aussi, parallèlement à cette augmentation. Faut-il y voir un lien de cause à effet ? Certainement. Faut-il arrêter de consommer du sucre ? Certainement pas.

Qu'est-ce que le(s) sucre(s) ?

Je me permets cette originalité orthographique et grammaticale car il y a bien du sucre mais il existe plusieurs types de sucres. Nous en avons besoin pour vivre, plus particulièrement de glucide. Les glucides constituent la première source d'énergie de notre organisme et proviennent majoritairement des sucres qu'on consomme.

On peut classer les sucres en plusieurs catégories : les sucres rapides ou lents, simples ou complexes, naturels ou ajoutés. Vous les trouverez sous différents noms, tous plus compliqués les uns que les autres : glucose, fructose, saccharose, galactose, lactose, polysaccharide et j'en passe. Les apprendre par cœur n'a pas un grand intérêt pour vous, mais comprendre leur rôle bénéfique ou néfaste sur votre santé est important.

Les principaux sucres que l'on retrouve dans les aliments consommés au quotidien sont le glucose, le fructose, le saccharose et le lactose.

Le glucose est présent dans la plupart des produits végétaux au goût sucré – fruits, miel, certains légumes –, mais aussi à l'état libre dans les fluides biologiques, notamment le sang.

Le fructose est très répandu dans la nature, dans les fruits en particulier et dans beaucoup de légumes. Il est présent dans l'inuline de racines ou les tubercules de certaines plantes – artichaut, oignon, chicorée, topinambour…

Le saccharose – le « sucre de table » dans le langage courant – se compose d'une unité de glucose liée à une unité de fructose. Le saccharose est le sucre de référence pour définir le pouvoir sucrant des sucres, polyols et édulcorants intenses.

Le lactose et le galactose sont des sucres naturellement présents dans les produits laitiers.

Les sucres sont contenus dans les aliments sous d'autres appellations, telles que le sucre inverti, les sirops de glucose et de fructose, les jus concentrés et les sirops de fruits, les moûts, le miel, etc.

Pourquoi sommes-nous accros ?

Malgré des milliers d'années d'évolution, notre tube digestif et notre cerveau restent très primaires. Le sucre de nos ancêtres était une denrée rare et précieuse : en consommer était donc loin d'être aussi courant qu'actuellement. C'est en partie pour cela que nous éprouvons toujours du plaisir à manger du sucré. Notre cerveau se souvient en quelque sorte de diètes que subissaient nos ancêtres à propos du sucre. Cela explique aussi pourquoi à la fin d'un repas, même gargantuesque, on trouve toujours de la place pour un petit – ou gros – dessert. Manger une mousse au chocolat n'est jamais très difficile, même après un festin. En revanche, terminer sur des asperges avec du saumon est impensable. Nous sommes programmés pour aimer le sucre.

Mangez du sucre !

Se priver de sucre est le meilleur moyen de prendre du poids. Si vous le bannissez de votre alimentation, comme j'ai pu le voir chez certains patients, vous allez perdre du poids, mais vous imposer une frustration qui finira tôt ou tard par vous faire craquer. Et, au lieu de manger ce morceau de carré de chocolat qui vous fait plaisir, vous mangerez la tablette.

Pour autant, il ne faut pas non plus faire n'importe quoi. Quand on parle de sucre, il y a deux paramètres à prendre en compte : la quantité et la qualité. Pour la quantité, l'Organisation mondiale de la santé fixe à 10 % la limite de nos apports caloriques journaliers en sucre. Pour un adulte avec un apport moyen quotidien de 2 000 kilocalories, cela représente 50 g de sucre par jour. Pour un enfant avec un apport de 1 600 kilocalories, cela représente 40 g par jour. Pour vous donner un ordre d'idées, un sucre pèse environ 6 g. Une canette de soda de 33 centilitres compte en moyenne 35 g de sucre. C'est dire si les recommandations peuvent être très vite dépassées.

D'après une enquête, 40 % des Français sont au-dessus de ces recommandations [1]. Les enfants sont aussi largement au-dessus, avec une consommation moyenne de 67 g par jour ! L'ANSES (Agence nationale de sécurité sanitaire de l'alimentation, de l'environnement et du travail) rapporte que 20 à 30 % des Français ont des apports en sucre – hors lactose et galactose – supérieurs à 100 g par jour. On comprend assez facilement pourquoi l'obésité progresse dans notre pays. C'est par l'alimentation – et notre sédentarité – que nous formons les obèses de demain.

Tous les sucres ne se valent pas

On pourrait penser, comme pour les calories, que 1 g de sucre reste 1 g de sucre quel que soit l'aliment. Or le sucre d'une pomme n'a rien à voir avec le sucre d'une boisson sucrée par exemple. Une pomme contient environ 10 g de sucre pour 100 g, et vous retrouvez exactement les mêmes proportions dans un jus de pomme. Pourtant, ces 10 g de sucre feront peu augmenter votre taux de sucre lorsque vous mangerez une pomme, contrairement à un jus. Tout d'abord une pomme se mâche et provoque une meilleure satiété, alors qu'un jus se boit et notre cerveau préhistorique ne considère pas les boissons comme nutritives pour notre corps. Rappelez-vous que nos ancêtres n'avaient, au mieux, accès qu'à l'eau. Par conséquent, les boissons ne sont faites que pour nous hydrater, pas nous rassasier. C'est pourquoi il est très facile de boire plusieurs verres de jus alors qu'au bout de la troisième pomme vous serez rassasié – voire écœuré.

Halte aux idées reçues !

Manger sucré ne rend pas diabétique

Le diabète de type 2 est principalement lié à une prédisposition génétique, le plus souvent dans un contexte de surpoids. Toutes les personnes qui consomment beaucoup de sucre ne vont pas devenir diabétiques. En revanche, le surpoids constitué principalement de graisse fait que l'insuline, l'hormone responsable de la baisse de la glycémie, fonctionne moins bien. Il faut en quelque sorte une plus grande quantité d'insuline pour faire baisser une même quantité de sucre. On parle d'insulino-résistance qui mène, avec le temps, à la baisse de production d'insuline et donc au diabète.

Limiter notre consommation de sucre est vital

Au-delà de la prise de poids, le sucre est néfaste pour votre santé et toutes les études le démontrent. À l'inverse, des chercheurs de l'université d'Harvard [2] ont proposé un modèle dans lequel les Américains consommeraient 20 % de sucre en moins de façon industrielle et 40 % en moins dans les boissons sucrées. Cette modeste réduction de la consommation de sucre pourrait prévenir 2,5 millions d'infarctus, accidents vasculaires cérébraux et arrêts cardiaques, 750 000 cas de diabète et près de 500 000 décès de maladies cardio-vasculaires avec des milliards d'euros d'économies en dépense de santé. Qu'attendons-nous ?

L'addiction au sucre

Le saccharose active les récepteurs du goût sucré dans la bouche, ce qui entraîne la libération d'une substance chimique appelée dopamine dans le cerveau. La dopamine est un neurotransmetteur, c'est-à-dire une substance chimique qui transmet des messages entre les nerfs du cerveau. Lorsque nous sommes exposés à un stimulus gratifiant, le cerveau réagit en libérant de la dopamine – c'est pourquoi on l'appelle souvent la substance chimique de la

« récompense ». Les effets gratifiants de la dopamine se manifestent principalement dans la partie du cerveau impliquée dans le plaisir et la récompense.

La récompense régit notre comportement, ce qui signifie que nous sommes amenés à répéter ceux qui provoquent la libération de dopamine. La dopamine peut nous pousser à rechercher de la nourriture comme la malbouffe.

L'astuce zéro contrainte

Pour votre santé et la maîtrise de votre poids, limitez la consommation de sucre autant que possible.

17

Faites la guerre aux produits ultratransformés

Ce chapitre est probablement un des plus importants de ce livre car ce qu'il contient va bien au-delà de la perte ou prise de poids. Nous savons tous que les aliments ont un impact, positif ou négatif, sur l'ensemble des cellules qui constituent votre corps humain et sur tous vos organes. Une alimentation basée en grande partie sur des produits ultratransformés favorisera ou sera à l'origine de la quasi-totalité des maladies chroniques que nous connaissons : hypertension artérielle, diabète, maladies cardio-vasculaires et certains cancers. Les bannir de votre alimentation est l'urgence numéro 1 pour votre santé et celle de vos enfants.

Qu'est-ce qu'un produit ultratransformé ?

Un produit ultratransformé est un aliment ou une boisson qui contient au moins un ingrédient qui n'existe pas tel quel dans la nature ou dans nos placards. Et la liste de ces ingrédients ajoutés par les industriels est quasiment impossible à établir tant elle est longue. On y trouve des additifs, mais aussi des graisses raffinées, des extraits et des arômes naturels, des arômes de synthèse, du sirop de glucose, etc. Ces marqueurs permettent d'améliorer artificiellement la texture d'un produit, sa couleur ou encore son odeur tout en faisant faire d'énormes économies aux industriels. C'est ainsi que sont ajoutés des nitrites au jambon pour lui donner sa couleur rosée et permettre une conservation plus longue. En temps normal, le jambon est plutôt gris et ne peut se conserver, en l'état, que quelques jours. Ainsi les industriels regorgent d'ingéniosité – et de malhonnêteté – pour augmenter leurs marges tout en nous faisant croire que nous mangeons un bon produit ou un produit sans danger pour votre santé.

Les exemples ne manquent pas [1] : ajout de sucre appelé dextrose dans des allumettes de porc, ou encore des fibres de bambou et de pois dans certains steaks hachés… Quand ces additifs ne sont pas simplement « ajoutés » à un produit, ils subissent d'intenses transformations physiques, chimiques ou biologiques, dangereuses pour notre santé. C'est de cette façon qu'apparaissent de nouveaux composés encore plus toxiques qu'on appelle « néoformés ».

Comment repérer les produits ultratransformés ?

Voici pour commencer une technique simple : plus une liste d'ingrédients est longue sur l'emballage d'un produit, plus elle est suspecte. Considérez qu'au-delà de cinq ingrédients, il faut passer votre chemin car la probabilité que le produit soit ultratransformé est de 75 %.

De même, si vous ne pouvez pas trouver les ingrédients qui composent le produit dans votre cuisine ou dans un supermarché, passez votre chemin. En effet, les additifs sont souvent affublés de noms compliqués comme la maltodextrine, des hydrolysats...

Méfiez-vous aussi des allégations apposées sur les emballages, comme « moins sucré », « riche en fibres », « allégé en sucre ». Les produits « moins sucrés » contiennent par exemple souvent des édulcorants ou d'autres additifs pour garder le même goût sucré qu'à l'origine.

Une autre information d'importance à savoir : le prix fait souvent malheureusement la qualité. Un produit très peu cher comporte souvent des ingrédients bon marché pour les industriels comme des arômes, des exhausteurs de goût, des agents texturants...

Ne vous laissez pas attraper par leurs emballages flashy imaginés pour donner aux consommateurs l'envie de les acheter, notamment aux enfants. Un produit avec un emballage très coloré, très joli d'aspect, est bien souvent un produit ultratransformé. Je ne fais pas de marketing, mais j'ai souvent constaté à l'inverse que les produits bio étaient assez « sobres » visuellement.

Enfin, il existe désormais des applications pour vous aider à décrypter ces produits.

Quels sont les risques encourus avec les produits ultratransformés ?

Lorsque nous consommons un aliment ultratransformé, nous entraînons une hausse de notre taux d'insuline. L'insuline fait en sorte que l'énergie consommée soit stockée dans le tissu adipeux, c'est-à-dire la graisse. Cette énergie stockée sera donc moins disponible. À l'inverse, l'hormone appelée le glucagon diminue. Cette hormone, qui agit en miroir de l'insuline, permet en effet de libérer l'énergie en réserve. La consommation d'aliments ultratransformés nous mettra en situation de carence physiologique : nous aurons faim et serons fatigués peu de temps après avoir mangé. Nous allons donc manger de nouveau rapidement. Le cercle vicieux est enclenché.

L'astuce zéro contrainte

Pour reconnaître un produit ultratransformé, vérifiez que la liste des composants ne dépasse pas cinq ingrédients.

18

Plus rapide que la 5G : les fibres

Nous entendons souvent qu'il est important pour notre santé de manger des fibres. C'est vrai, mais l'immense majorité des patients que je peux rencontrer ne sait même pas ce que sont ces fibres. Un comble quand on sait que non seulement elles participent à une vie en bonne santé mais qu'elles sont un allié majeur dans un régime alimentaire équilibré et donc quand vous souhaitez perdre du poids ou garder la ligne.

Fibres, quèsako ?

Les fibres alimentaires sont les composants d'un aliment végétal qui ne peut pas être totalement digéré par votre organisme. Ces fibres arrivent dans le colon sans avoir été digérées. Elles vont être métabolisées, c'est-à-dire transformées par les bactéries de votre flore intestinale, le microbiote. Une fois métabolisées en certains acides gras – à chaînes courtes –, elles vont influencer tout un tas de paramètres extrêmement importants dans la digestion mais pas uniquement.

Il existe deux catégories de fibres : les solubles et les insolubles. Les fibres insolubles augmentent la taille des selles et facilitent le transit. Les fibres insolubles ne sont pas digérées par notre intestin et peuvent fermenter, occasionnant quelques gaz qui devront être évacués. Les fibres solubles sont celles qui sont les plus bénéfiques pour notre santé, car ce sont celles qui vont servir de carburant à notre microbiote. Ces fibres solubles sont donc considérées comme des prébiotiques. À ne pas confondre avec les probiotiques, qui sont les germes du microbiote.

Les fibres sont en réalité des glucides, donc des sucres, d'origine végétale ; les produits d'origine animale comme les viandes, les poissons, les œufs et produits laitiers en sont donc dépourvus. Nous trouvons ces fibres dans les fruits – orange, pamplemousse, mangue – et légumes – carotte, asperge, oignon, chou de Bruxelles –, mais aussi dans certains féculents complets ou semi-complets. Le pain complet, le riz complet, les pâtes complètes, la semoule complète, la farine complète, le son d'avoine ou de blé sont riches en fibres et peuvent être consommés tous les jours. Ces féculents apporteront ce qu'on appelle des glucides complexes qui, contrairement aux aliments sucrés, comme les sodas, les pâtisseries, les confiseries, fournissent de l'énergie que le corps est capable d'utiliser progressivement. Les légumes secs contiennent aussi une quantité importante de fibres ; nous pouvons les trouver sous forme de lentilles – vertes, corail, noires –, de haricots – blancs, rouges, noirs –, de pois chiches ou cassés ou encore sous forme de fèves.

Voici un tableau non exhaustif des aliments le plus riches en fibres :

Aliment	Fibres pour 100 g (en g)
Pain, baguette	3,5
Pain complet	7
Haricots blancs	6
Artichaut cuit	10
Pruneau	16
Riz blanc cuit	0,5
Riz complet cuit	1,4
Biscuit petit beurre	1,7
Muesli	7
Pomme, non pelée, fraîche	2
Fraise	2,2
Lentilles cuites	8
Carotte cuite	3
Fraise	2,2
Petits pois cuits	7

Pour vous donner un ordre d'idées, 100 g de haricots blancs apportent environ 6 g de fibres, 100 g de lentilles : 7 g de fibres ; 100 g de pruneaux : 16 g de fibres.

Fibres et régime

Les fibres permettent de réguler la satiété : lorsque nous en consommons, nous avons moins faim à distance d'un repas. Lorsque nous en mangeons à chaque repas, elles vont venir tapisser notre estomac et avoir un effet rassasiant. Elles aident alors à retarder l'absorption des glucides, c'est-à-dire que notre taux de sucre s'élève moins grâce à elles lors d'un repas [1]. Pour faire simple, ajoutez des fibres à un steak frites et votre taux de sucre n'évoluera pas de la même façon. Grâce à ces fibres, la montée du sucre est en effet plus lente et moins brutale. Elles sont donc particulièrement intéressantes chez les patients diabétiques qui peuvent améliorer le contrôle de leur glycémie en les consommant.

Fibres et santé

Les fibres sont bénéfiques pour notre santé au-delà de la période de rééquilibrage alimentaire. Elles contribuent par exemple à diminuer le mauvais cholestérol [2], donc à prévenir les maladies cardio-vasculaires, favorisent un bon transit et permettent de protéger la muqueuse intestinale. Grâce à ces fibres, l'intérieur de notre tube digestif est moins poreux, donc moins perméable au passage de bactéries. Je ne sais pas si vous vous rendez compte : rien qu'en mangeant nous créons une barrière de protection contre les maladies !

Consommer des fibres réduit aussi le risque de certains cancers comme le cancer colorectal [3]. Enfin la consommation de fibre d'origine céréalière diminue les marqueurs de l'inflammation dans le sang et les marqueurs de maladies cardio-vasculaires [4].

La liste est encore longue, mais retenez d'une façon générale que les fibres participent à un microbiote de qualité [5] et donc à une vie en bonne santé.

Quelle quantité en consommer ?

Les recommandations des autorités sanitaires et des sociétés savantes sont de consommer deux fois par semaine des légumes secs, au moins un produit céréalier complet par jour et cinq portions de fruits et légumes par jour. Or on ne parle souvent que de ces fameux 5 fruits et légumes, certes importants mais largement insuffisants.

Il est d'autre part recommandé de consommer 25 g de fibres par jour. Or, en France, la consommation de fibres est faible : seules 8 % des femmes et 17 % des hommes atteignent ces recommandations.

Si vous n'avez pas le temps de les préparer, ou en cas de budget serré, vous pouvez les consommer sous forme de bocaux, conserves ou surgelés. Si jamais vous êtes à l'extérieur, mangez un fruit en dessert plutôt qu'une pâtisserie. Outre les calories économisées, vous augmenterez votre satiété pour éviter la fringale. Enfin, il est important de rappeler qu'il vaut mieux privilégier les produits frais issus de circuits courts et les fruits de saison.

Les bienfaits des graines de lin

Les graines de lin ont un effet coupe-faim démontré, très certainement en rapport avec leur teneur élevée en fibres. Dans une étude assez incroyable[6], des patients obèses avec un indice de masse corporelle (IMC) supérieur à 30 ont été répartis en deux groupes : un groupe à qui on a ajouté, à une alimentation normale, 30 g de graines de lin tous les jours accompagnés de conseils diététiques, et un groupe avec uniquement des conseils diététiques. Au bout de douze semaines, le groupe « conseils seuls » a perdu en moyenne 3 kg, tandis que le groupe « graine de lin » a perdu 9 kg en moyenne ! Quant au tour de taille, le groupe « conseils seuls » a perdu un peu plus de 3 cm et le groupe graine de lin… un peu plus de 9 cm ! La perte de poids et de tour de taille est trois fois supérieure grâce aux fibres du lin.

Ce qui est encore plus étonnant c'est que ces 30 g de lin représentent 450 kilocalories. Cela veut dire que le groupe « graine de lin » a mangé davantage que l'autre groupe. On peut donc perdre du poids en… mangeant plus !

Comme toujours en nutrition, il faut se méfier des aliments miracles, et c'est le cas évidemment des graines de lin. Une revue de la littérature[7], c'est-à-dire une compilation de plusieurs études, montre que vous perdrez plutôt 2 à 3 kg que 9 en les consommant, l'effet étant d'autant plus marqué chez les patients en surpoids avec un IMC supérieur à 27. Autrement dit, si vous avez un poids « normal » et que vous souhaitez juste perdre quelques kilos avant les beaux jours, les graines de lin risquent de ne pas fonctionner.

Malgré tout, elles sont bénéfiques pour votre santé car riches en un acide gras essentiel qu'on appelle l'acide alpha-linolénique. Cet acide gras diminue le risque de maladies cardio-vasculaires, de diabète, d'hypertension artérielle et de mauvais cholestérol[8]. C'est donc gagnant-gagnant et sans contrainte !

L'astuce zéro contrainte

Ajouter quelques graines de lin à vos plats vous aidera à perdre du poids.

19

Se débarrasser des kilos émotionnels

Quand nos émotions régissent notre envie de manger

Il est 22 heures, vous avez eu une journée chargée, vous êtes fatigué de toutes les tâches accomplies et la perspective de devoir tout recommencer le lendemain vous mine. Pour peu que vous ayez des enfants, que vous les ayez récupérés après l'école, que vous leur ayez donné le goûter, que vous ayez fait les devoirs, donné la douche, le repas, le rituel du coucher, sans parler des éventuels conflits à régler dans la fratrie… on peut dire que vous avez la tête bien pleine. Ajoutons les mauvaises nouvelles liées à l'actualité ou le bonheur artificiel des influenceurs vivant leur prétendue « meilleure vie » made in Instagram, vous avez le cocktail parfait pour vous réfugier dans la nourriture. C'est tout à fait normal ! Et quoi de mieux qu'un bon pot de crème glacée, un paquet de bonbons ou de chips pour se réconforter ? En effet, sur le court terme, cette alimentation grasse, salée, sucrée va activer les circuits de la récompense que sont la dopamine et la sérotonine. Vous pourrez ensuite aller vous coucher le cœur un peu plus léger. Mais l'estomac trop rempli.

Si ce comportement arrive de temps en temps et reste anecdotique, pas de problème. En revanche, lorsque ces compulsions s'enchaînent, elles entraînent la mise en place d'une routine qui devient alors une habitude pour votre système digestif et votre cerveau. La prise de poids est inévitable, car même si je vous ai dit ne pas compter les calories, ces grignotages nocturnes peuvent vous faire ingurgiter 500 kilocalories, soit l'équivalent d'une demi-pizza. Et ce plusieurs soirs par semaine, en plus de vos repas. C'est ce qu'on appelle les kilos émotionnels.

Poids et émotions négatives

Pour bon nombre de ceux qui sont en surpoids, les kilos en trop proviennent d'émotions négatives qui les poussent à manger. J'ai connu ça à une époque où je participais à des débats télévisés en direct sur une des émissions les plus exposées du paysage audiovisuel. Après chaque repas, je mourais d'envie de manger de la junk food ou des confiseries. J'ai alors remarqué que je n'étais pas le seul et que beaucoup d'autres chroniqueurs avaient le même comportement, les mêmes compulsions de sucré que moi. J'ai mis quelque temps à comprendre que c'était le stress et la frustration liés à ce que j'avais pu dire ou non qui engendraient cette irrépressible envie. À titre de comparaison, je n'ai jamais eu ces sensations après une journée de travail intensive lorsque j'étais étudiant en médecine ou après un footing. Là, je cherchais à me réconforter par la nourriture. J'ai donc pris quelques kilos de façon insidieuse, sans vraiment m'en rendre compte.

Il est donc important, dans le cadre d'un rééquilibrage alimentaire, de régler ce problème de kilos émotionnels en supprimant les fringales nocturnes. Cela vous permettra de perdre, sans contrainte, plusieurs kilos en très peu de temps. J'en ai personnellement fait l'expérience ; je vous explique comment.

L'avis médical d'abord

Avant de vous lancer, je vous invite à vous rendre chez votre médecin traitant. Avant de parler de ces « simples » kilos émotionnels, il faut vérifier plusieurs choses.

Tout d'abord que ne vous souffrez pas d'une pathologie hormonale, comme un problème de thyroïde. L'hyperthyroïdie, qui correspond à une thyroïde qui fonctionne trop rapidement, peut vous donner ce qu'on appelle une polyphagie, c'est-à-dire une envie de manger fréquemment. Cette hyperthyroïdie s'accompagne parfois d'une perte de poids, mais il est classique de ne pas en perdre voire d'en prendre.

Vous avez le droit aussi d'avoir des troubles authentiques du comportement alimentaire, comme de la boulimie. Boulimie qui ne s'accompagne pas non plus de comportements compensatoires comme des vomissements provoqués qu'on peut retrouver dans l'anorexie. Il faut être très vigilant, notamment chez l'adolescent, garçon ou fille. Un adolescent ou jeune adulte qui consomme de la nourriture le soir, de façon cachée ou répétée, souffre psychologiquement. Il en va de même pour toute personne atteinte de troubles anxieux ou de dépression, que le médecin pourra détecter.

Si votre médecin ne diagnostique rien de particulier, passons à la suite.

Faire disparaître les kilos émotionnels

Une façon simpliste de régler le problème serait de vous dire : « Ne mangez pas ces cochonneries le soir, ce n'est pas bon pour votre ligne. » Mais ça, vous le savez déjà, et vous interdire ce qui vous réconforte ne générera que de la frustration supplémentaire qui mènera à encore plus de compulsions. Il faut donc trouver un terrain d'entente avec votre tablette de chocolat. Comme pour les régimes, il n'existe pas de solutions miracles et uniques.

Chaque personne a son histoire, son passé, ses problèmes, qu'il faut autant que possible essayer de régler.

Pour vous donner un autre exemple personnel, j'ai longtemps eu beaucoup de mal à faire dormir mes enfants le soir. Chaque coucher était une bataille qui allait de 45 minutes les bons soirs à plus de 2 heures les plus mauvais. Après avoir lutté et recouché mes enfants un grand nombre de fois, j'allais, au lieu de me coucher, évacuer mon stress et ma frustration dans la nourriture. Entre-temps j'ai suivi une formation sur le sommeil de l'enfant, mais vous savez ce qu'on dit des cordonniers. Toujours est-il que, lorsque ma femme a réussi à résoudre ce problème de coucher (elle est bien plus déterminée et compétente que moi), mécaniquement j'ai nettement moins eu ces envies de sucre. La morale de cette histoire ? Trouvez la clé du problème qui vous mine le soir et essayez de le résoudre. À défaut, quelques astuces peuvent vous aider.

Soyons stratégiques

Une façon d'éviter ces fringales est d'user de stratagèmes pour assouvir différemment vos envies de sucre. Le plus simple et le plus radical est de n'avoir aucune confiserie à la maison. C'est difficile lorsqu'on vit en couple ou avec des enfants, mais envisageable lorsque vous êtes seul. Il faut malgré tout une énorme force de motivation pour arriver à n'avoir dans son placard aucune sucrerie nulle part à la maison. Difficile donc, mais pas impossible…

Les ampoules de chrome dont je vous ai parlé sont un bon moyen pour commencer. Vous pouvez aussi sucer un bâton de cannelle qui vous donnera ce goût sucré sans les calories qui vont avec. Pour ceux qui trouveraient cela bizarre ou peu ragoûtant, vous pouvez infuser la cannelle en tisane pour le même effet.

Du chocolat, oui, mais en pleine conscience

Le chocolat est aussi l'aliment plaisir par excellence, mais il faut le déguster et le savourer pour réussir à vous contenter d'un seul carré. Commencez par préparer ce carré de chocolat et allez ranger la tablette dans le placard. C'est tout bête, mais lorsque la tentation est lointaine, il est plus facile d'y résister. Loin des yeux loin du cœur ! En l'occurrence, il s'agit plutôt de l'estomac mais vous avez compris le principe. Une fois ce morceau de chocolat préparé, laissez-le sur la table. Installez-vous confortablement dans une atmosphère paisible et loin des écrans de télévision, tablette ou smartphone. Rappelez-vous que le cerveau ne peut faire deux tâches complexes à la fois. Regardez le carré, et dites-vous que vous allez le manger et que cela va vous faire plaisir. À ce moment, votre cerveau commence son travail et envoie l'ordre à vos glandes salivaires de produire de la salive. Vous avez l'eau à la bouche, en d'autres termes. Prenez-le ensuite dans votre main pour en apprécier la texture ; cela peut ne durer que quelques secondes, mais cette étape est importante car on mange avec la bouche mais aussi avec les yeux. Sentez-le de la même manière que vous sentez votre café le matin ou ce chocolat chaud en hiver qui fait tant plaisir. Déposez-le ensuite sur votre langue et laissez-le fondre tranquillement. Ne le croquez pas immédiatement. Il faut savourer l'instant. Vous pouvez vous faire plaisir en achetant un chocolat de qualité. Si vous n'en consommez qu'un carré ou deux par jour, il vous coûtera moins cher que toutes les confiseries ultratransformées que vous trouverez en supermarché.

Avec cet exercice de dégustation, vous avez pratiqué, sans le savoir, de l'autohypnose. C'est un ami spécialiste dans le domaine et hypnothérapeute, Léonard Anthony, qui me l'a appris.

Vous pouvez accompagner ce carré de chocolat d'une tisane par exemple pour « remplir » en quelque sorte votre estomac. À titre personnel, je prends tous les soirs une tisane gingembre-citron, mais vous pouvez consommer celle que vous voulez évidemment. Évitez en revanche le thé qui contient de la théine, donc de la caféine qui vous empêchera de dormir ou perturbera votre sommeil.

Enfin, n'oubliez pas les recommandations de bonne hygiène de sommeil dont je vous ai parlé : vous coucher tard vous expose à davantage de fringales pour des raisons hormonales. Il faut donc aussi régler d'éventuels troubles du sommeil pour couronner le tout.

L'astuce zéro contrainte

À la place d'un pot de crème glacée ou de biscuits industriels, dégustez un carré de chocolat en pleine conscience en prenant le temps de le savourer.

20

Une salade-vinaigrette par repas

La seule contrainte que je vais vous imposer durant votre rééquilibrage alimentaire est la suivante : manger tous les jours une salade, le midi ou le soir, avec 2 cuillerées de vinaigre. Consommez la salade que vous souhaitez : batavia, iceberg, laitue, feuille de chêne, cresson. L'essentiel est d'ajouter systématiquement 2 cuillerées de vinaigre. Explications.

Le vinaigre, brûleur de calorie

Le vinaigre n'est rien d'autre que de l'acide acétique dilué dans un peu d'eau. Cet acide acétique va stimuler une enzyme responsable de la combustion d'énergie. Cette énergie, à l'origine de la vie, s'appelle l'ATP pour adénosine triphosphate. Chaque ATP est composée, comme son nom l'indique, de trois phosphates – triphosphate. Lorsque l'énergie est dépensée, cette ATP est transformée en AMP, adénosine monophosphate. Cette AMP, comme son nom l'indique, est composée d'un phosphate – monophosphate. On passe donc de trois phosphates à un phosphate ; deux ont été libérés. Ces deux phosphates vont ensuite se fixer à une autre AMP pour former à leur tour de l'ATP. Et ainsi de suite.

L'enzyme responsable du passage de l'ATP à l'AMP permet de réguler le niveau d'énergie, mais aussi la graisse corporelle. Le vinaigre va tout simplement activer cette enzyme. Ainsi, la consommation de vinaigre, sans rien changer à votre alimentation, pourra vous faire perdre 2,5 kg en moyenne en trois mois. Cela paraît peu, mais c'est un moyen très économique et sans contrainte pour enclencher votre perte de poids.

Mettez des épices dans votre vie

Si vous n'êtes pas fan de la vinaigrette, vous pouvez et devez miser sur toutes les herbes et épices qui existent. Vous trouverez ici ou là des vertus miracles à ces dernières ; prudence encore et toujours en nutrition, même si certaines ont fait preuve de leur efficacité dans la perte de poids. C'est le cas notamment de la nigelle, aussi appelée cumin noir. Les études montrent qu'un quart de cuillerée à café de cumin noir par jour permet de perdre environ 2 kg comparés à un placebo [1]. Comment ? L'effet secondaire principal de la nigelle est… la perte d'appétit. Pratique, non ? La nigelle permet d'améliorer par la même occasion votre niveau de cholestérol, la tension artérielle mais aussi votre glycémie [2].

Il est possible aussi pour quelques centimes par jour de favoriser la perte du poids grâce au gingembre. Une revue de la littérature scientifique a publié une étude prouvant que le gingembre aidait à perdre du poids tout en améliorant là encore les paramètres métaboliques [3]. Comme souvent, la posologie nécessaire pour obtenir des effets bénéfiques sur la santé est extrêmement faible : un quart de cuillerée à café par jour sous forme de poudre. Vous pouvez en faire une tisane le soir, ou le matin pour bien démarrer votre journée !

Allez-y aussi de bon cœur sur l'ail dans vos plats : les études ont montré que seulement un quart de cuillerée à café par jour permettait de réduire le tour de taille. Pour ce qui est de la perte de poids, les données sont contradictoires, mais là encore, vous ne risquez rien à en consommer, si ce n'est la mauvaise haleine [4]. On aura connu pire comme effet secondaire. Prudence en revanche, comme toujours, avec les compléments alimentaires qui contiennent de l'ail. Ce dernier pouvant favoriser les saignements, je vous les déconseille strictement d'une façon générale : ils ne sont pas efficaces et augmentent le risque de saignement, en particulier si vous prenez des anticoagulants pour fluidifier le sang. À éviter aussi la veille d'un rendez-vous chez le dentiste ou d'une intervention chirurgicale. Miser enfin sur le piment, riche en capsaïcine, qui augmente la dépense énergétique et réduit la prise alimentaire [5].

L'astuce zéro contrainte

Consommer deux cuillerées à soupe de vinaigre par jour permet de perdre environ 2,5 kg en trois mois.

21

Bien dormir pour bien maigrir

Le sommeil, un ingrédient minceur de qualité

Les bienfaits du sommeil sur la santé sont très peu ou pas enseignés à la faculté de médecine. Maintenir les étudiants dans l'ignorance des conséquences néfastes d'un manque de sommeil permet probablement de leur faire accepter d'enchaîner les gardes de nuit à l'hôpital sans trop rechigner. Je ne me suis moi-même intéressé au sommeil que tardivement après mon diplôme. Pourtant, le sommeil est le premier des médicaments et certainement le premier des ingrédients minceur.

En effet, dormir est probablement votre plus grand atout dans la perte de poids et le rééquilibrage alimentaire. En prenant soin de votre sommeil, vous prendrez soin de votre santé, mais aussi de votre ligne. À l'inverse, le manque de sommeil est certainement votre pire ennemi, à l'origine de surpoids et d'obésité. Bien souvent, dans les livres de recettes *healthy* et les articles minceur, vous trouverez tout un tas d'aliments ou de régimes plus farfelus les uns que les autres mais vous entendrez rarement parler du sommeil. Pourtant, bien dormir pourrait changer votre ligne comme votre vie.

Leptine et ghréline, les hormones de l'appétit

Il est 23 heures, vous êtes devant votre série préférée et soudain une fringale surgit de nulle part. Vous avez bien dîné, vous êtes sur votre canapé sous la couette, vous n'avez donc aucune raison d'avoir faim. D'ailleurs, cette faim est particulière. Vous n'avez pas envie de manger des haricots verts ou des carottes mais des aliments gras, sucrés et salés, que vous allez regretter quelques minutes après les avoir avalés.

Cette envie soudaine s'explique de façon extrêmement simple à cause de deux hormones clés dans la régulation de l'appétit : la leptine et la ghréline. La leptine est l'hormone de la satiété. C'est elle qui vous dit qu'il est temps d'arrêter de manger et que vous êtes rassasié. Je vous rappelle qu'il faut vingt minutes après le début d'un repas pour la synthétiser et que tout repas englouti en quelques minutes ne vous apportera pas la satiété. La leptine est sécrétée dans le sang à partir des cellules graisseuses, les adipocytes. Elle atteint une glande dans le cerveau, l'hypothalamus, et inhibe la prise alimentaire. La sécrétion de la leptine augmente durant le sommeil, qu'il soit nocturne ou diurne ;

en clair : le simple fait de dormir est un coupe-faim. L'expression « qui dort dîne » est donc totalement vraie ! À l'inverse, le manque de leptine se traduit par de l'obésité et une somnolence excessive qu'on retrouve dans une pathologie rare du sommeil : la narcolepsie. Elle a donc un rôle fondamental dans la régulation métabolique et la prise alimentaire.

La ghréline agit elle en miroir de la leptine. Elle est produite par les cellules de l'estomac, les adipocytes, le pancréas et l'hypothalamus. Elle est antagoniste de la leptine, c'est-à-dire que son rôle est totalement opposé : elle stimule la prise alimentaire. Cette hormone, comme la leptine, a une rythmicité circadienne, c'est-à-dire que sa sécrétion varie en fonction de la journée. Quoi que vous fassiez, elle sera produite de la même manière et est à son maximum de minuit à 5 heures du matin. Voilà pourquoi veiller tard vous ouvre l'appétit. Ce n'est pas forcément l'ennui ou le stress, c'est tout simplement physiologique. Se coucher tard vous fera manger plus que les autres.

Fringale nocturne et envie de junk food

Pourquoi sommes-nous attirés plus par de la junk food à 1 heure du matin que vers des produits bons pour notre santé ? À titre personnel, je n'ai jamais consommé un bol de quinoa devant la télé ; c'est plutôt chips, pop-corn ou glaces. Parfois même les trois à la fois, je le reconnais… Ce comportement est dû encore une fois à la ghréline qui active une voie particulière : la voie mésolimbique-cholinergique-dopaminergique. Derrière ce nom barbare se cachent les circuits de la récompense et du plaisir. Cette voie est activée par des substrats comme la nourriture, les drogues et l'alcool. Veiller tard nous fera donc manger des choses plus grasses, mais aussi consommer plus d'alcool et expose au risque supplémentaire de consommation de drogue. Rien que cela…

Sommeil et IMC

Il existe un lien direct entre réduction du temps de sommeil et obésité, démontré par une augmentation de l'indice de masse corporel (IMC). En effet, moins vous dormez, plus votre IMC sera élevé.

Diabète et sommeil

Comme si cela ne suffisait pas, le manque de sommeil vous expose à un risque plus élevé de devenir diabétique. La restriction de sommeil perturbe tous les paramètres biologiques et notamment ce qu'on appelle la tolérance au glucose, ainsi que la sensibilité à l'insuline [1]. Lorsque nous ne dormons pas, notre corps régule moins bien les variations de taux de sucre qu'on appelle la glycémie. Ne pas dormir ou manquer de sommeil diminue notre sensibilité à l'insuline. Là encore, pour synthétiser, lorsque nous sommes de façon régulière en dette de sommeil, il faudra une plus grande quantité d'insuline pour avoir le même effet sur la régulation de notre glycémie, c'est ce qu'on appelle l'insulinorésistance. Ces processus s'accompagnent d'un stockage des graisses, donc de prise de poids.

Une autre hormone, impliquée dans l'apparition du diabète, est affectée par le manque de sommeil : l'adiponectine. Elle est sécrétée par les adipocytes et augmente la sensibilité à l'insuline. Grâce à cette hormone, il nous faudra moins d'insuline pour faire baisser notre glycémie. Mais le manque de sommeil diminue sa sécrétion et par conséquent diminue la sensibilité à l'insuline, elle-même responsable de l'insulinorésistance [2].

Ces notions d'intolérance au glucose et d'insulinorésistance sont extrêmement importantes, car elles font le lit du diabète de type 2. Pour résumer, la privation de sommeil constitue un facteur de risque de diabète de type 2.

Tous concernés

Les conséquences néfastes du manque de sommeil sur le poids concernent à la fois les adultes et les enfants. Les enfants qui ne dorment pas suffisamment, mal ou qui ont des pathologies du sommeil sont exposés à un risque plus élevé d'obésité. De nombreuses études[3] l'ont désormais démontré. L'une d'entre elles a inclus près de 600 000 adultes et 30 000 enfants étudiés dans plusieurs pays, dont la France, le Japon, les États-Unis, le Brésil, la Chine ou encore la Tunisie. Les adultes de l'étude qui manquaient de sommeil avaient 50 % de risque en plus de devenir obèses et les enfants presque deux fois plus de risques. Ces résultats démontrent bien l'universalité des conséquences négatives de la dette de sommeil.

Enfin, le risque d'obésité en cas de dette de sommeil est d'autant plus marqué que vous serez sédentaire. C'est logique : plus nous sommes fatigués, moins nous sommes enclins à pratiquer une activité physique, moins notre dépense énergétique augmente et plus nous sommes à risque de prendre du poids.

L'astuce zéro contrainte

Pour commencer à perdre du poids, couchez-vous tôt.

22

Un pour tous, tous pour un : perdre du poids à deux

Quand on grossit en duo…

Il arrive souvent que les deux membres d'un couple prennent du poids en même temps. Je m'en suis rendu compte lorsque j'ai moi-même perdu du poids. Après trois grossesses, mon épouse a voulu perdre du poids : pour elle et pour sa santé. Elle a développé une hypertension artérielle résistante au traitement avec un retentissement sur son cœur qui commençait à souffrir. Elle a eu ce déclic et a décidé de procéder à un rééquilibrage alimentaire. Elle avait, comme beaucoup, expérimenté plusieurs régimes qui s'étaient tous soldés par un échec malgré des efforts soutenus.

Alors, durant sa dernière tentative, j'ai décidé de l'accompagner, non seulement pour la soutenir mais aussi parce que j'en avais besoin. Sans m'en rendre compte, j'avais pris plus de 10 kg en quelques années. Cette prise de poids n'était pas le fruit du hasard mais, disons-le tout net, d'une hygiène de vie pour le moins catastrophique : grignotage, repas pris sur le pouce, absence d'activité physique, horaires décalés… le cocktail parfait pour prendre du poids à coup sûr.

Perdre du poids à deux, c'est mieux !

La clé du succès d'un rééquilibrage alimentaire est l'accompagnement. Si vous allez voir un nutritionniste, vous aurez de meilleurs résultats que si vous êtes seul. De même, si vous entreprenez un régime à deux, vous augmentez vos chances de réussite. La situation où l'un suit un régime et l'autre pas peut mener à des conflits qu'on peut assez facilement comprendre. Rien de plus insupportable et frustrant que de se préparer une assiette diète pendant que son ou sa partenaire commande une pizza ou un fast-food, et de voir l'autre sortir un paquet de chips ou de gâteaux le soir devant votre série préférée alors que l'on se prive depuis plusieurs jours… Il en va de même pour la consommation d'alcool ou le sevrage tabagique.

L'idée est de se soutenir mutuellement : si l'un est tenté d'abandonner, l'autre peut le remotiver. Soutenir sa moitié permet aussi de remettre en question son mode de vie, de comprendre les efforts réalisés, de manger la même chose en même temps et donc de simplifier les courses.

À l'inverse, si votre partenaire ne souhaite pas perdre de poids ou entamer de rééquilibrage alimentaire, il est préférable de ne rien dire à propos de votre démarche. Combien d'hommes et de femmes ont répondu à l'annonce d'une volonté de perdre du poids de leur conjoint ou conjointe : « Mais non, chéri(e), tu es parfait(e) ! », ou encore : « Ah mais tu es sûr(e) ? C'était difficile la dernière fois et tu as tout repris… », ou bien : « Es-tu certain(e) que c'est le bon moment ? Il y a les vacances qui arrivent, le mariage d'untel… »

En revanche, il n'est pas interdit d'inciter toute la famille à mieux manger : ajoutez des fruits et légumes à tous les repas et réduisez vos apports personnels en sucres ou aliments gras.

L'astuce zéro contrainte

Rien de mieux que de rééquilibrer son alimentation à deux !

23

Boire ou maigrir, il faut choisir

Alcool, sucre et calories

L'alcool est l'ennemi de notre santé en général, et de la perte de poids en particulier. D'abord, l'alcool est très sucré. Pour vous donner un ordre d'idées, 1 g de glucide fait 4 kilocalories ; 1 g d'alcool fait presque le double : 7 kilocalories. Ainsi, un verre de vin revient à consommer trois ou quatre morceaux de sucre !

À titre d'exemple :

– 1 verre de vin blanc à 11° (150 ml) = 105 kilocalories ;

– 1 Martini (80 ml) = 128 kilocalories ;

– 1 verre de gin (80 ml) = 177 kilocalories.

L'alcool, multiplicateur de calories inutiles

L'alcool est aussi très calorique. À chaque verre, nous ingurgitons des calories totalement inutiles, superflues, qui ne seront utilisées ni pour l'effort physique ni pour l'effort intellectuel ni pour aucune autre fonction de l'organisme. Je vous rappelle que plus un alcool est riche en sucre plus il sera nocif pour votre foie. Quitte à faire des choix, limiter au maximum votre consommation de bière, très riche en sucre de malt, et limitez-vous aux vins rouges.

Alcool et graisse : la double peine

D'une façon purement mathématique, l'alcool fait grossir à la manière d'un hamburger. Mais ce n'est pas tout : l'alcool favorise l'accumulation de graisse, essentiellement au niveau abdominal – c'est assez caricatural d'ailleurs chez les buveurs de bière. À chaque verre consommé, l'alcool est transformé en différents métabolites intermédiaires qui alimentent la fabrication d'acide gras. Donc non seulement boire de l'alcool fait fabriquer plus de graisse à notre organisme, mais en ralentit aussi l'élimination. C'est donc la double peine.

Alcool et satiété

Je ne sais pas si vous avez remarqué, mais la consommation d'alcool ralentit aussi l'apparition de la satiété ; elle a même tendance à nous faire manger plus. Plus nous buvons d'alcool, plus nous risquons de manger au cours du repas. Une étude a proposé aux participants de boire une ou plusieurs bières trente minutes avant un repas. Ceux qui ont bu l'équivalent de quatre bières ont consommé 200 kilocalories de plus au cours du repas que ceux qui n'en ont bu qu'une seule [1]. Outre l'appétit, l'alcool pourrait nous faire perdre le contrôle de nos pulsions. Une autre étude a démontré que les femmes qui ont bu des shots de vodka avaient mangé 50 % de cookies au chocolat en plus que celles qui étaient restées sobres [2].

Alcool et prise de poids, mythe ou réalité ?

La plupart des études ne sont pas catégoriques sur le fait que la consommation d'alcool soit directement liée à la prise de poids chez les petits buveurs. Elle serait néanmoins retrouvée chez les moyens et gros consommateurs [3]. Il n'y aurait pas forcément de lien direct, mais il est possible d'imaginer que les consommateurs occasionnels ont un mode de vie plus sain que les buveurs plus réguliers. Toute chose égale par ailleurs, pour les scientifiques, il est raisonnable de dire que la consommation d'alcool favorise la prise de poids [4].

Les méfaits de l'alcool sur le foie

Gardez en tête que le foie est une usine à détoxifier. Sa priorité est de vous maintenir en vie et d'éliminer tous les toxiques qui se présentent à vous. Disons-le clairement : l'alcool est un toxique pour notre corps et c'est pour cette raison qu'il sera métabolisé, c'est-à-dire transformé, par le foie. Même si l'alcool ne vous fera pas grossir directement, si vous associez alimentation et alcool, le foie va donner la priorité à l'élimination de l'alcool. Les graisses apportées par votre repas ne seront pas éliminées de la même manière que si vous les aviez ingérées seules.

Alors autant que possible, ne buvez pas : le plaisir lié à l'alcool est réel mais éphémère, les kilos pris beaucoup moins. Et ne vous faites pas avoir par les fameux *happy hours* qui ne sont en réalité qu'une façon détournée, non pas de vous faire faire des économies, mais de vous faire consommer plus l'alcool.

L'astuce zéro contrainte

Pour perdre du poids, ne buvez pas d'alcool. Et si vous souhaitez continuer malgré tout, Santé publique France recommande dix verres par semaine maximum, au rythme de deux verres par jour et pas tous les jours.

24

Pas de sport pour perdre du poids

Le sport n'a jamais et ne fera jamais maigrir

Le sport pour perdre du poids n'est ni un mythe ni une solution miracle. Une chose est sûre cependant : ne pratiquez pas d'activité physique dans le seul but de perdre du poids ; votre tentative est vouée à l'échec, en particulier sur le court terme. Les athlètes et les « influenceurs » au corps parfait que vous suivez sur les réseaux n'ont pas ce corps sculpté uniquement grâce aux pompes et aux fameuses planches. Ils ont, même si beaucoup refusent de l'avouer, une hygiène de vie et une alimentation irréprochable. Leurs efforts sont aussi réguliers, ce qui permet, sur le moyen et surtout le long terme, de maintenir un poids stable [1].

Ne tombez pas non plus dans le piège d'exercices qui permettraient, en prime, de vous faire perdre vos poignets d'amour ou ce petit bidon aussi confortable qu'un oreiller en plume. Ils n'existent pas !

En revanche, pratiquer une activité physique, quelle qu'elle soit, de façon régulière est absolument indispensable pour rester en bonne santé. Cet ouvrage n'est pas destiné à ceux qui souhaitent exhiber des tablettes de chocolat en lieu et place de leur abdomen – pas celles que vous avez dans votre placard de cuisine. Loin de moi l'idée de vous convaincre de courir une heure trois fois par semaine du 1er janvier au 31 décembre ! Il s'agit plus d'adopter la bonne attitude en matière d'activité physique pour mettre toutes les chances de son côté en plus d'un rééquilibrage alimentaire efficace.

Pourquoi l'activité physique ne fait pas perdre de poids

On perd des kilos quand on pratique un sport seulement lorsqu'on est en déficit calorique. Je m'explique : si la somme des calories que nous avons ingurgitées est inférieure aux calories que nous dépensons, nous perdons du poids. Oubliez l'idée selon laquelle vous allez éliminer les excès du quotidien en allant courir, même tous les jours : courir à allure moyenne durant 25 minutes ne permet d'éliminer que 300-350 kilocalories, soit l'équivalent d'un pain au chocolat, d'une portion de 100 g de frites, d'une part de pizza et un peu moins qu'un Babybel. Pour ceux qui n'aiment pas courir – et je pense que vous êtes nombreux –, ces 350 kilocalories peuvent aussi être éliminées en une heure de marche rapide. Ainsi, pour éliminer une pizza qui contient en moyenne quatre grosses parts, il faudrait donc marcher environ quatre heures. Il va falloir courir beaucoup et très souvent pour établir une balance calorique négative…

Ainsi, si nous cherchons à perdre du poids en pratiquant une activité physique, nous serons rapidement déçus des résultats et nous nous dirons que tous nos efforts sont vains. D'autant que pratiquer un sport peut être traître : il donne l'intime conviction que nous éliminons beaucoup de calories au cours de nos efforts et, par conséquent, nous avons tendance à manger plus, le cœur et la conscience plus légers.

C'est ce qu'il m'arrive lorsque je pratique du sport. J'appartiens au groupe de ceux qui n'aiment pas en faire. Je n'ai jamais pris de plaisir à courir sur un tapis ou sur le bitume, faire du vélo ou soulever de la fonte dans une salle de sport. Je m'y attelle malgré tout, car je sais que c'est nécessaire pour une bonne hygiène de vie. Mais, après l'effort, vient… le réconfort. J'ai donc tendance à « m'autoriser » un plaisir bien mérité, ruinant certainement tous mes efforts.

Ces écarts du quotidien chez le sportif amateur disparaissent lorsque l'exercice physique est prolongé et répété dans le temps. Lorsque nous faisons de nombreux efforts et les maintenons sur la durée, tout notre métabolisme change. La sécrétion d'hormones comme l'insuline, la ghréline (responsable de la faim), la leptine (responsable de la satiété), des hormones thyroïdiennes, etc., va évoluer et s'adapter à votre exercice [2]. Il est donc normal de manger plus lorsque vous faites beaucoup d'activité physique.

Attention, je ne suis pas en train de vous expliquer que faire du sport vous poussera à moins bien manger ou à manger plus ; il faut juste changer de paradigme à propos de l'activité physique. Il s'agit certainement, avec l'alimentation, de votre meilleure arme pour rester en bonne santé le plus longtemps possible.

Quelle activité physique pratiquer ?

Vous trouverez autant d'avis que d'études sur le sport à pratiquer dans le cadre d'un rééquilibrage alimentaire. Même si l'aquabiking permet de brûler plus de calories que le vélo classique [3], il n'y a aucune raison d'en faire si vous n'aimez pas cela. Pratiquez l'activité physique qui vous plaît ou que vous trouvez la moins pénible ou contraignante et ce, de façon adaptée à vos antécédents médicaux. Je parle volontairement d'activité physique car j'ai réussi à maintenir mon poids sans pratiquer le moindre sport pendant un an. Ne pas faire de sport ne veut pas dire être inactif. Pour vous donner un exemple, dans le cadre de mon activité à SOS Médecins, je ne fais quasi que des visites à domicile où je marche, monte des escaliers à longueur de temps et me trimballe mon sac à dos qui fait un peu plus de 10 kg. Cette activité me rend probablement plus actif que certains cadres qui courent le dimanche matin tout en restant assis derrière leur bureau du lundi au vendredi. J'en ai pris conscience avec l'avènement de la téléconsultation où, comme par surprise, je me suis mis à prendre 2 ou 3 kg sans trop m'en rendre compte. J'avais, peu à peu, adopté un mode de vie sédentaire en téléconsultant.

Manger, bouger, c'est la clé !

La clé du succès dans la perte de kilos et le maintien de notre poids est l'activité permanente. Lorsque nous sommes debout, nous sollicitons les muscles des membres inférieurs pour nous maintenir droits, ainsi que les muscles posturaux pour rester en équilibre. À activité équivalente, rester debout brûle trois plus de calories par minute que d'être en position assise. D'ailleurs, nous restons assis trop longtemps dans les pays industrialisés : en moyenne six à sept heures par jour ! Cette sédentarité est associée à plus d'obésité mais aussi de diabète de type 2 [4]. Paradoxalement, les patients diabétiques marchent moins, dépensent moins d'énergie, pratiquent moins d'activité physique par rapport aux patients non diabétiques [5]. Or l'activité physique est le début du traitement et fait même partie de la thérapeutique durant les premiers mois de la découverte d'un diabète, et peut même se substituer à un traitement médicamenteux en phase initiale. Pour ceux qui ne seraient pas convaincus, une étude auprès d'infirmières américaines a montré que la marche à allure normale permet de réduire de 20 à 30 % le risque de diabète de type 2 [6] ! Une autre étude montre que la marche chez les diabétiques permet de réduire la mortalité toutes causes confondues [7].

Pour faire simple, si vous prenez les transports en commun, déjeunez en catimini à suivre ce qu'il se passe sur les réseaux sociaux, restez assis derrière un écran toute la journée, rentrez chez vous scotché à votre smartphone, dînez en regardant la télé puis vous couchez avec tablette ou portable, vous aurez brûlé très peu ou pas de calories.

Le corps humain est une machine programmée pour être économe en carburant et ne dépense que très peu de calories pour des activités basiques. Par conséquent, remplacez trois ou quatre tâches du quotidien en étant debout ou actif. Par exemple, quand vous prenez les transports en commun, sortez une à deux stations avant votre arrêt pour aller au travail et faites le reste à pied, restez debout durant le trajet plutôt qu'assis, prenez les escaliers plutôt que l'ascenseur ; triez vos mails ou regardez vos notifications ou réseaux sociaux debout… Bref, tout ce qui est faisable assis l'est, sauf tâches complexes, debout.

NEAT pour la vie

Mettez-vous en mouvement et brûlez des calories hors activités sportives ! Ce surplus de calories dépensé en dehors de l'activité physique s'appelle NEAT pour « non-exercise activity thermogenesis » ou thermogénèse non liée à l'activité physique[8]. En clair, c'est tout ce que vous allez brûler comme calorie par le simple fait de bouger sans aller une seconde à la salle de sport.

Ce NEAT est la principale source de dépense énergique dans la journée. En dehors des sportifs chevronnés, la majeure partie de vos dépenses viendra de votre activité du quotidien. Encore une fois, cet ouvrage est destiné à ceux qui ont du mal à perdre du poids, pas au sportif régulier qui souhaite développer son triceps ou « prendre de la masse ». Il s'adresse à la population dans son ensemble, celle qui est plutôt sédentaire et qu'on doit faire bouger, coûte que coûte. J'ai d'ailleurs écrit cet ouvrage en lisant de nombreuses publications tout en restant… debout. Comme on peut l'imaginer, la profession influe beaucoup sur ce NEAT. Les métiers de force comme les agriculteurs dépensent beaucoup plus de calories que le cadre moyen. Pour vous donner un ordre d'idées, un agriculteur brûle en moyenne 2 500 kilocalories, un employé de bureau un peu moins de 500. Je pense que vous commencez à comprendre le principe[9]…

L'astuce zéro contrainte

Faites debout un maximum des tâches que vous effectuez assis : la station debout brûle plus de calories que celle assise.

25

Le jeûne intermittent

On est foutu, on mange trop !

Faut-il jeûner pour perdre du poids ? À en croire les études, le jeûne intermittent, c'est-à-dire rester à jeun durant plus de douze heures d'affilée, ne permet pas de perdre plus de poids de façon durable. Alors pourquoi lui consacrer un chapitre si cela ne change pas grand-chose au poids affiché sur la balance ? Parce que le jeûne a malgré tout des bienfaits pour notre santé.

Tout d'abord lorsque nous dormons, nous sommes en situation de jeûne physiologique. Et c'est sans effort que nous sommes à jeun douze heures durant : en effet, entre le moment du dîner et l'éventuel petit déjeuner il devrait s'écouler quasi douze heures de temps.

À titre personnel, je ne petit-déjeune jamais, car je n'ai pas faim – sauf en vacances bizarrement… – et prends mon déjeuner tardivement, vers 15 heures ou 16 heures, du fait de mon activité professionnelle. On arrive à presque vingt heures de jeûne, durant lesquelles je ne ressens jamais la faim. En revanche, dès que je suis en week-end ou en vacances, j'ai faim dès le réveil et peux manger sans aucune difficulté des œufs, un avocat voire un curry indien épicé.

Je ne cherche absolument pas à vous convaincre de jeûner mais à vous faire comprendre que notre corps a des ressources insoupçonnées et que nous ne sommes pas assez à l'écoute de nos besoins physiologiques. En d'autres termes, nous mangeons trop. Avec le temps, nos repas ont augmenté en taille, en densité calorique, en produits ultratransformés et diminué en produits frais. Le phénomène s'accélère depuis l'avènement des livraisons à domicile à toute heure du jour ou de la nuit. Nous passons moins de temps à cuisiner et plus de temps à regarder la télévision en mangeant [1]. Jeûner est intéressant pour distinguer l'envie de manger de la faim.

Combien de repas par jour ?

En Occident, nous mangeons trois à quatre fois par jour avec les deux principaux repas que sont le déjeuner et le dîner ainsi que le petit déjeuner et la « petite » collation du goûter. Si les études prouvent qu'il n'y a pas de risque à manger plus fréquemment avec plusieurs repas tout au long de la journée plutôt qu'en condensant tout sur deux repas, la réalité est tout autre. Lorsqu'on interroge des personnes en surpoids ou obèses et qu'on leur demande ce qu'elles mangent, bien souvent elles sous-estiment totalement leur apport calorique. Leur volonté n'est pas de tromper ni de mentir, mais cette sous-déclaration des personnes obèses est un des phénomènes les plus fréquents [2]. Je l'ai moi-même constaté avec des proches qui ne mangent pas de « vrais » repas mais qui, sans s'en rendre compte, négligent tous les « petits » grignotages tout au long de la journée. D'ailleurs la période où j'ai pris le plus de poids était celle où j'avais l'impression de moins manger.

Cette tendance est aggravée lorsque nous surestimons notre niveau d'activité physique. C'est ce qui a été constaté dans une étude assez ancienne, mais intéressante, où des sujets obèses qui avaient du mal à perdre du poids étaient interrogés : ils sous-estimaient de près de 50 % en moyenne leur apport calorique et surestimaient aussi leur niveau d'activité physique de 50 % [3]. Vous allez me rétorquer qu'il est assez difficile d'évaluer le nombre de calories que nous ingurgitons dans une journée, et vous avez raison.

Le problème est tout autre. Nous mangeons trop et ne laissons pas notre véritable faim nous guider. J'aime rappeler à mes enfants qu'ils ne sont pas des oies qu'on gave juste pour leur remplir l'estomac. Le jeûne aide à prendre conscience de ce que vous mangez.

Si vous respectez ce jeûne intermittent de douze heures en dînant relativement tôt, aux alentours de 19 heures, et en petit-déjeunant le matin vers 7 heures, vous aurez déjà parcouru la moitié du chemin : vous aurez supprimé l'alimentation nocturne responsable des kilos émotionnels dont on a parlé. Et si en plus vous dînez de façon adaptée, c'est-à-dire en consommant en quantité suffisante des fibres, votre faim ne sera pas la même au petit déjeuner.

Que se passe-t-il lorsqu'on jeûne ?

Toutes les études sur l'animal montrent que la restriction calorique au cours d'un jeûne est bénéfique pour la santé. Jeûner augmente la durée de vie chez le rat de 15 à 45 % d'après une compilation d'études de 1934 à 2012 [4]. Des résultats sont plus contrastés chez le singe, où certaines études montrent une augmentation de la durée de vie et une autre uniquement une amélioration de la qualité de vie sans augmentation de l'espérance de vie, ce qui est déjà pas mal. Même constat chez la souris qui, à la différence du rat, perd peu ou pas de poids mais gagne en endurance et agilité.

Chez l'homme, le jeûne intermittent améliore de nombreux paramètres métaboliques comme la sensibilité à l'insuline, le cholestérol, l'hypertension artérielle ou encore l'inflammation [5]. À Okinawa, la population locale pratique le jeûne intermittent et présente moins d'obésité, moins de diabète et une longévité largement supérieure aux autres pays [6]. Vous lirez ici ou là que le jeûne permet de lutter contre le cancer. Attention aux raccourcis même s'il est vrai que le jeûne perturbe le métabolisme énergique des cellules cancéreuses, inhibe leur croissance et les rend sensibles aux traitements en augmentant la sensibilité aux traitements comme la chimiothérapie [7] ou la radiothérapie [8]. Ce phénomène est bien décrit, notamment chez le rongeur [9]. Il ne s'agit pas là encore de penser que c'est une solution miracle pour ceux atteints de cancer, mais cela vaut le coup d'en parler à l'oncologue le cas échéant.

Perte de poids et jeûne

Dans une étude coréenne de très bonne qualité, des patients ont été répartis en deux groupes : un groupe « restriction calorique » et un groupe « restriction calorique avec l'équivalent d'un jeûne intermittent ». Les membres de ce dernier groupe avaient la possibilité de manger uniquement de 8 heures du matin à 16 heures. Les deux groupes de patients étaient suivis et bénéficiaient de conseils nutritionnels. Au bout d'un an, les deux groupes ont perdu du poids sans différence notable entre les deux méthodes. La perte de poids dans le groupe « restriction calorique seule » était de 8 kg, celle dans le groupe « restriction et jeûne intermittent » de 6 kg, la différence étant non statistiquement significative. Lorsqu'on prend en compte d'autres paramètres comme le tour de taille, l'IMC, le pourcentage de masse grasse, la tension artérielle, là encore, pas de différence entre les deux groupes [10]. De nombreuses autres études vont dans le même sens ou alors avec des pertes de poids non significatives cliniquement [11]. Pour voir les choses différemment, lorsque vous soumettez votre corps à un jeûne intermittent, vous n'allez pas manger plus et stocker davantage.

Le jeûne intermittent n'est pas une solution miracle pour maigrir, mais doit être intégré dans une réflexion globale sur notre mode de vie, la quantité d'aliments que nous ingurgitons et leur fréquence. Jeûner permet de rééquilibrer la balance et de prendre conscience que notre corps possède des ressources assez extraordinaires. Je martèle ce message d'un dernier conseil : jeûner s'anticipe, sauter un repas se subit. Organisez votre semaine pour jeûner de temps à autre et remettre, en quelque sorte, les compteurs à zéro.

L'astuce zéro contrainte

Pour plus de facilité, jeûnez entre le dîner et le déjeuner du lendemain, afin d'intégrer les heures de sommeil dans le décompte.

26

Allégez vos placards

Les craquages, la faute à nos ancêtres

En dehors de certaines personnes, peu d'entre nous sont capables de ne jamais craquer devant un paquet de chips, des gâteaux ou des bonbons. C'est humain : notre cerveau nous pousse naturellement vers les aliments gras et sucrés. Nous devons cela à notre ancêtre le chasseur-cueilleur qui avait du mal à trouver de la nourriture pour survivre. Manger en grande quantité dès que possible était donc un moyen de sélection que nous avons ancré dans nos gènes. Si par le plus grand des hasards il tombait sur une ruche de miel non surveillée par les abeilles, il la mangeait, car cet aliment riche en calories était rare. Depuis, nous avons les supermarchés et livraisons à domicile qui nous permettent de manger tout ce qu'on veut et en grande quantité. Mais notre cerveau n'a pas réussi à s'adapter à ces changements drastiques dans nos modes de vie. Nous avons à disposition plusieurs centaines voire des milliers de produits disponibles, ce qui rend le contrôle de l'appétit quasi impossible.

Pour survivre, il faut que votre tube digestif soit rempli de l'estomac jusqu'à la partie terminale du colon. C'est pour cette raison que vous pouvez manger en grande quantité au-delà de ce dont votre organisme a besoin. C'est aussi pour cette raison qu'il est important de consommer des fibres qui ne seront pas digérées par la partie terminale du colon. Ces fibres vont en quelque sorte stagner et envoyer un puissant message de satiété au cerveau.

Appauvrir sa nourriture pour manger moins

Je ne sais pas si vous avez remarqué, mais la première bouchée d'une glace au chocolat est toujours meilleure que la dernière. Il en est de même pour quasiment tous les aliments : proposer le même aliment plusieurs fois de suite et sa consommation en sera réduite. Cette expérience a été menée chez des rats que des chercheurs ont voulu faire grossir en leur proposant une nourriture extrêmement riche. Plus le temps passait, moins le rat mangeait, jusqu'à ce qu'on lui propose ce que l'homme moderne a à disposition : le supermarché. On a nourri les rats cette fois avec une variété importante d'aliments et de boissons sucrées. Le rat avait donc une multitude de choix qui s'offraient à lui. Il s'est mis à manger davantage et donc à grossir.

Des confiseries de toutes les couleurs

À votre avis, pourquoi de nombreuses confiseries sont-elles de couleurs différentes alors qu'elles ont toutes le même goût ? Le plaisir des couleurs ? Certainement pas. Le fait d'avoir des couleurs différentes vous fera consommer davantage, c'est prouvé scientifiquement. Plus vous aurez de choix dans vos placards, plus vous consommerez. C'est aussi pour cette raison que vous avez tendance à manger beaucoup plus lorsque vous êtes à un buffet que si vous mangiez un repas à la carte.

De la couleur et de la diversité, uniquement dans l'assiette

Contentez-vous d'un seul type de confiserie dans vos placards et lorsque vous en avez envie, mangez-en. Vous serez rapidement satisfait, puis dégoûté. Une spécialiste de l'université de Yale a tenté l'expérience dans les locaux de Google : elle a décidé de trier les bonbons de façon uniforme. Fini les cacahuètes enrobées de chocolat de toutes les couleurs, place à celles harmonisées par petits paquets de couleur identique !

À l'inverse, multipliez les plats sains et équilibrés comme les fruits et légumes, et suivant la même règle, vous en consommerez donc davantage. C'est pour cette raison qu'on vous rabâche sans cesse de manger équilibré et varié [1] ! Mais on ne vous a jamais expliqué pourquoi. Plus vous aurez des légumes à disposition, plus vous en consommerez. CQFD.

Planquez vos confiseries !

Autre astuce qui tombe sous le sens : mettez à hauteur d'yeux dans vos placards les aliments bons pour votre équilibre alimentaire et cachez le plus loin possible les confiseries ou gâteaux. À défaut, mettez-les dans un récipient opaque pour qu'ils ne vous sautent pas aux yeux. Cette technique a été évaluée chez un groupe de quarante employés qui avaient tendance à manger plus de bonbons lorsque ces derniers étaient à proximité ou visibles directement [2] ! Loin des yeux, loin de la bouche, non ?

Si cela ne suffit pas, jouez quelques minutes, au moment de votre fringale, à un jeu vidéo, pour détourner votre attention. Ce stratagème a été évalué dans une étude assez ancienne où des participants voyaient leur attention détournée en jouant au célèbre jeu Tetris – évidemment, elle doit fonctionner aussi avec des jeux plus récents [3] ! Conseils à réserver uniquement aux adultes…

L'astuce zéro contrainte

Pour réduire votre consommation de confiseries et de barres chocolatées, n'achetez qu'une seule d'entre elles.

27

L'assiette parfaite

Manger ne consiste pas uniquement à se remplir l'estomac pour survivre. Il faut y trouver du plaisir mais aussi un équilibre. Prenez conscience que chaque aliment que vous consommez aura un impact positif ou négatif sur votre poids mais aussi votre santé, et vous relèverez sans même y penser le défi de l'assiette parfaite.

Bien faire ses courses, c'est déjà maigrir un peu

La réussite d'un rééquilibrage alimentaire réside dans la variété de votre alimentation. Ne misez jamais sur un seul aliment miracle, c'est la meilleure façon d'échouer, nous l'avons vu. Plus vous variez les aliments, moins vous risquez de vous lasser de votre alimentation, et plus votre assiette approchera la perfection.

Mais le challenge n'est pas si facile à relever, car autant il est possible de manger à chaque repas des frites ou des pâtes, car elles sont grasses, sucrées et salées – rappelez-vous, c'est le cocktail parfait pour vous rendre addict –, autant il est impossible de manger tous les jours des carottes ou des haricots verts… Il faut donc s'organiser pour établir une liste de courses basée sur des recettes basiques à réaliser tout au long de la semaine.

L'adage populaire dit bien : « Prévenir, c'est guérir. » Eh bien, anticiper sa liste de course, c'est maigrir.

À quoi doit ressembler l'assiette parfaite [1] ?

Je ne vous donnerai évidemment aucune recette particulière ni aliments particuliers à recommander car nous avons tous nos compétences différentes en matière de cuisine et des goûts différents. Rien de plus culpabilisant que de proposer une recette impossible à reproduire et rien de plus agaçant que de se voir recommander de manger des épinards ou du chou si on n'aime pas ça. Il faut néanmoins parfois considérer que les aliments sont comme des médicaments et qu'ils peuvent vous rendre bien des services pour votre santé ou votre ligne au-delà du plaisir éphémère en bouche.

Ainsi, l'assiette parfaite doit comporter pour presque la moitié des légumes. Plus vous en consommez, mieux c'est, et plus vous les variez, mieux c'est aussi. Les céréales complètes doivent représenter environ un quart de votre assiette.

Libre à vous de les choisir : du boulgour au flocon d'avoine en passant par le quinoa, le riz complet, noir ou le blé entier. Rappelez-vous que les céréales complètes contiennent peu de graisses et sont riches en fibres avec très souvent un index glycémique faible. Toutes ces particularités des céréales complètes aident à maintenir une bonne sensation de satiété et donc permettent de contrôler votre appétit [2]. La consommation de céréales complètes diminue aussi votre risque de diabète de type 2 d'environ 25 % et la survenue de maladies cardiovasculaires d'environ 20 % tout en limitant la prise de poids [3].

À l'inverse, limitez à tout prix votre consommation de céréales raffinées. Je vous rappelle que ces céréales raffinées, contrairement aux céréales complètes, sont moulues pour éliminer le son et le germe, ce qui permet de donner aux céréales une texture plus fine et une conservation beaucoup plus longue. Ce processus élimine en revanche de nombreux nutriments, dont les fibres. Pour vous donner un ordre d'idées, on estime que les aliments à base de céréales complètes peuvent contenir jusqu'à 75 % de nutriments en plus par rapport a des céréales raffinées [4]. Ces farines raffinées sont celles que vous trouverez dans le pain blanc, la farine blanche et le riz blanc.

Les protéines doivent représenter environ un quart de votre assiette : poissons, viandes blanches comme le poulet ou la volaille, oléagineux comme les noix, les graines de courge, les graines de lin ou les amandes. Limitez en revanche votre consommation de viandes rouges ou de viandes ultratransformées, comme les nuggets des fast-foods ou de la grande distribution.

Consommez des fruits à chaque repas pour avoir ce petit goût sucré qui manquent dans la plupart des régimes. Pas de recommandations particulières si ce n'est qu'il faut aussi les varier, les consommer de saison et si possible bio.

N'oubliez pas de boire de l'eau plate ou gazeuse selon les envies, un café ou un thé pour ceux qui aiment ça. N'oubliez pas non plus que les jus n'ont pas beaucoup d'intérêt en termes de nutrition, ce ne sont généralement que des calories vite absorbées. Ils ne sont pas interdits évidemment, mais à boire de façon très ponctuelle.

La chose la plus importante : vous ne devez pas sortir de table en ayant faim, vous devez être rassasié. Pour cela, je vous renvoie au chapitre vous expliquant pourquoi il faut prendre votre temps lorsque vous mangez et bien mastiquer vos aliments.

L'astuce zéro contrainte

Pour une assiette parfaite, suivez le croquis simple et facile suivant[5] :

L'assiette parfaite

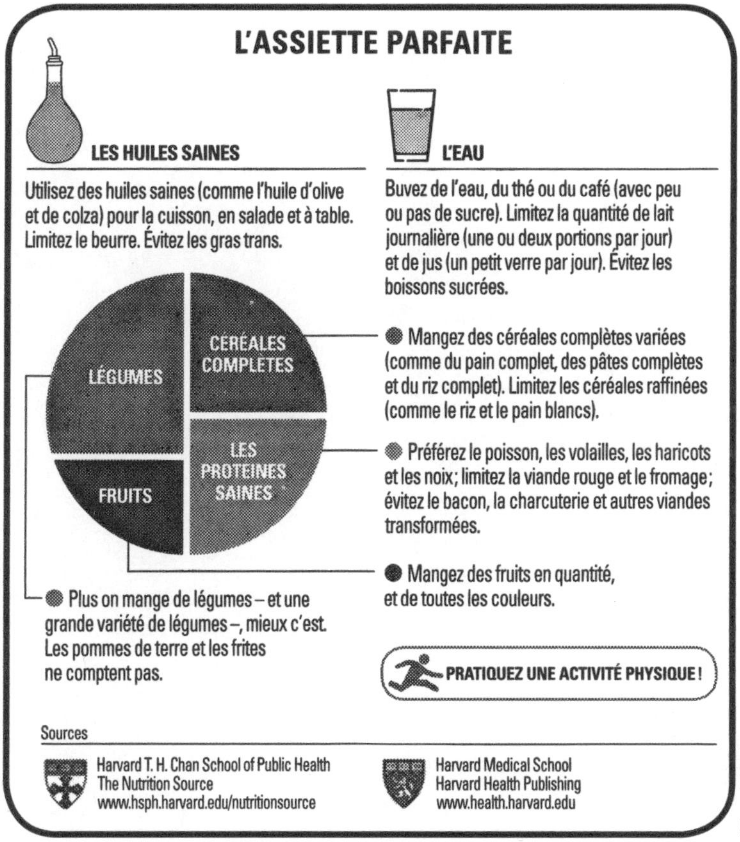

28

Pas d'écran en mangeant !

Ce chapitre pourrait se résumer en une phrase : le cerveau n'est pas fait pour faire deux tâches complexes à la fois, manger et être devant un écran – certains diront que les femmes y arrivent mieux que les hommes, mais je n'ai pas d'études solides à vous soumettre à ce sujet…

Préservons les enfants

Le cerveau n'est pas fait pour manger et être exposé à un écran en même temps. Quoi que vous pensiez, la tâche « regarder un écran » prendra le dessus sur la tâche « manger ». C'est d'ailleurs assez caricatural chez des enfants en bas âge qu'on met devant des tablettes et qui ingurgitent, sans rien comprendre, leur repas, pour le plus grand bonheur des parents.

Faire manger les enfants devant un écran est la meilleure façon de créer les obèses de demain.

Ceux qui ont des enfants ont probablement déjà fait l'expérience de batailler pour qu'un enfant termine son assiette lors d'un repas et de voir comme par magie que ce même repas sera pris sans broncher devant un dessin animé. La tâche « dessin animé » envoie un puissant signal de plaisir au cerveau des enfants qui n'ont pas la maturité pour contrôler cette sensation car leur cortex préfrontal, celui responsable de la critique, n'est pas mature. Lorsqu'un enfant est sur une tablette, il est tellement hypnotisé que la tâche « alimentation » sera passive. Il se contentera de gober sans mâcher jusqu'à ce que son estomac soit rempli. Il va donc manger en plus grande quantité et terminer son assiette comme par magie. Papa ou maman sera tout fier et le félicitera d'un « bravo, je suis fier de toi, tu as terminé toute ton assiette ! ». Il donnera ensuite un bon dessert qui ne se refuse pas.

L'enfant aura donc mangé une plus grande quantité et ingurgité un nombre plus important de calories sans avoir mâché correctement. Engloutir ce repas donnera un travail supplémentaire de digestion à l'ensemble du tube digestif, cause de douleurs abdominales, de ballonnements ou de constipation. Enfin, les parents qui cacheraient des légumes au milieu de la purée, certes pour la bonne cause, exposent leur enfant à une néophobie alimentaire quelques années plus tard. Pour faire simple, un enfant a besoin de voir ce qu'il mange. Vous ne devez pas l'arnaquer en cachant des aliments juste pour qu'il les mange. On nourrit un enfant, on ne le gave pas comme une oie.

Et les adultes !

Cette digression sur les enfants n'en est pas une car elle s'applique aussi aux adultes. Vous devez – et cela ne vous demandera aucun effort – prendre votre repas sans écran, quel qu'il soit : télévision, tablette ou smartphone. Il est fondamental de manger son repas en pleine conscience. Manger son repas en regardant son assiette procurera une meilleure satiété, d'autant que vous prendrez votre temps pour le consommer. Votre mastication sera meilleure tout comme votre digestion. Ne pas regarder les écrans permet aussi de faire une vraie déconnexion et de se recentrer sur soi-même l'espace de quelques minutes.

L'astuce zéro contrainte

Pour manger moins et obtenir une meilleure satiété, bannissez les écrans lors des repas des grands comme des petits.

29

Réhabilitons les haricots !

Les légumineuses, un allié satiété de poids

Les haricots blancs appartiennent, comme les lentilles ou les pois chiches, à la famille des légumineuses. Elles ont la particularité d'avoir un effet coupe-faim et rassasiant. C'est prouvé scientifiquement : dans une étude, des participants avaient la possibilité soit de consommer 200 g de pois chiches ou l'équivalent en calories en pain et beurre. Ceux qui ont consommé les pois chiches ont mangé 200 calories de moins au repas suivant ! Pourquoi ? Ces légumineuses sont riches en fibres et ont un pouvoir rassasiant nettement supérieur au pain blanc qui nous fait tant plaisir.

Le super pouvoir des haricots blancs

Cette capacité des légumineuses à nous rendre repus viendrait de la digestion très lente de l'amidon et du fait que les fibres sont non digérées par le tube digestif. Rappelez-vous que ces fibres non digérées vont nourrir les bactéries de votre microbiote intestinal. Ce microbiote nourri grâce aux haricots va produire des acides gras à chaînes courtes qui vont circuler dans l'organisme. En d'autres termes, le repas que nous prenons le soir aura un impact sur la façon dont notre organisme va digérer le petit déjeuner du lendemain. En effet, consommer des haricots le soir donnera l'effet « second repas » au petit déjeuner ; votre satiété au réveil ne sera donc pas la même que si vous aviez consommé des pâtes par exemple.

Cet effet fonctionne avec les haricots blancs, mais aussi les lentilles, pois chiches ou autres légumineuses. Des chercheurs, dans une étude, ont laissé la possibilité aux participants de consommer 150 g par jour de légumineuses ou de réduire de 500 calories par jour leur alimentation. On a donc proposé à un groupe de manger plus et à un autre de manger moins. La logique voudrait que le groupe qui a mangé moins ait perdu plus de poids. Pourtant, au bout de deux mois, les deux groupes ont perdu 2,5 cm de tour de taille ! Il est donc possible de manger plus et de perdre du poids.

Les Américains ont tenté d'aller encore plus loin et ont, dans les années 1980, commercialisé des extraits de haricots que des millions de leurs concitoyens ont consommés. Ces compléments ont été retirés du marché, en 1982, par la Food and Drug Administration américaine, l'équivalent de l'agence de sécurité alimentaire, car inefficaces et instables. Nous en revenons toujours au même constat : rien ne remplacera jamais les aliments bruts.

De plus, les haricots, comme la totalité des autres légumineuses, ont un index glycémique très faible, c'est-à-dire que votre taux de sucre va s'élever très progressivement et limiter la production d'insuline. N'oubliez pas non plus que ces légumineuses ont la particularité de contenir à la fois des protéines, du fer, du zinc, du potassium ou encore des folates, mais ni graisses saturées ni sel.

Enfin, la consommation de légumineuses dans le cadre d'une alimentation riche en fruits et légumes est associée à une espérance de vie plus longue. Vous gardez donc et la ligne et la vie.

L'astuce zéro contrainte

Si vous aimez les légumineuses, ne vous en privez pas : vous perdrez du poids.

30

Cessons de nous affamer !

Il est temps d'aborder ce que je considère être une notion essentielle à propos des régimes : il ne s'agit pas de manger moins pour perdre du poids, ni de s'affamer, mais bien de se nourrir différemment et mieux.

Manger plus pour perdre plus

Si on changeait enfin de discours ? Si au lieu de vous retirer des aliments, on en ajoutait ? Je le répète : toutes les calories ne se valent pas. Si, à chaque repas, nous ajoutons une entrée composée de salade, de tomate, de concombre, de carotte, de betterave, de céleri, de chou, nous ne prendrons pas de poids. Si nous ajoutons à notre plat des aliments riches en fibres comme des haricots, des lentilles, des fèves ou des pois, nous ne prendrons pas de poids. Si nous ajoutons à notre dessert un fruit, nous ne prendrons pas de poids.

Mieux encore, nous en perdrons. L'explication est assez simple. Les fibres contenues dans les fruits et les légumes vont limiter les pics de glycémie et réguler notre satiété. Lorsque nous déjeunons ou dînons, si nous avons faim, nous allons engloutir toute notre assiette. Si nous débutons tous nos repas par une entrée, mécaniquement notre estomac va commencer à se remplir et la satiété va arriver.

Lorsque j'ai voulu rééquilibrer mon alimentation, je n'y ai pas changé grand-chose. J'aime manger des burgers, des pâtes, des frites et des pizzas, et je continue. En revanche, j'essaie de ne pas en abuser. Lorsque j'en consomme, je m'oblige à augmenter mes apports en fruits et légumes, non pas pour me donner bonne conscience, mais parce que je sais que ces apports aident à limiter les dégâts.

J'ai le souvenir de vacances dans un club *all inclusive* où je n'ai pas arrêté de manger. Je pense que vous avez déjà dû expérimenter ce phénomène : lorsqu'on est face à un buffet en libre accès, nous avons tendance à remplir plus nos assiettes et à manger plus, beaucoup plus. Je me suis fait plaisir durant ces vacances et ai mangé plus que de raison : entrée-plat-dessert. Ou devrais-je dire entrées-plats-desserts, et ce durant une grosse semaine. En revanche, j'ai énormément augmenté mes apports en fruits, légumes et fibres. C'est tout bête, mais je mangeais beaucoup plus de salade, de carottes, de chou ou encore de haricots qu'à l'accoutumée, tout en me faisant plaisir. Je me suis dit malgré tout qu'au retour j'aurais droit à quelques kilos en trop et j'étais prêt à l'accepter, car les vacances servent aussi à se faire plaisir.

Et une fois chez moi, miracle, pas 1 kg de plus sur la balance ! Pourtant, dans la vie de tous les jours, si j'enchaîne les repas pris sur le pouce, les fast-foods ou les grignotages, je prends vite du poids. Mais cet exemple personnel prouve une chose : il n'y a pas que la quantité qui compte, mais aussi la qualité.

Savoir différencier faim et envie de manger

Il faut terminer chaque repas en ayant comblé la sensation de faim. Mais pour cela, il faut apprendre à faire la distinction entre l'envie de manger et la faim. Avec le temps, j'ai réussi à comprendre les moments où mon estomac me jouait des tours et quand il faut savoir temporiser sans se frustrer. Le lendemain d'un dîner copieux, par exemple, je sais que je vais avoir très faim au petit déjeuner. J'ai donc deux possibilités qui s'offrent à moi : manger dès le matin alors que ce n'est pas dans mes habitudes ou bien temporiser et prendre un café ou un thé. De temps à autre, en particulier le week-end, je cède à l'envie de manger car ces moments font partie des instants précieux de convivialité en famille. Dans l'immense majorité du temps, en revanche, j'essaie de m'occuper, et cette sensation de faim disparaît pour réapparaître à l'heure du déjeuner. Il est donc important de distinguer la faim de l'envie de manger.

Ne jamais sortir de table en ayant faim

Une fois que nous savons faire la différence entre envie de manger et faim, rien de pire que de sortir de table en ayant encore faim. Si vous faites n'importe quel régime et que vous terminez un repas en ayant encore envie de manger, vous pouvez être certain que vous allez craquer très rapidement. La frustration et l'envie de manger seront beaucoup plus fortes. Il est donc important de quitter la table en étant rassasié sans être gavé.

Là encore, la distinction est importante car combien de fois je n'ai pas su être à l'écoute de mes sensations et ai voulu à tout prix terminer mon assiette. Et lorsqu'un dessert s'offre à nous, impossible de le refuser. On conclut donc un repas en se sentant lourd et mal. Au grand désespoir des parents, les enfants arrivent souvent à respecter leurs besoins au cours d'un repas. Combien de fois a-t-on demandé à un enfant de terminer son assiette ? Mais pour quelle raison ? Ne pas gaspiller ? N'aurait-il pas fallu en mettre moins dans l'assiette ? Je peux tout à fait comprendre en tant que parent que voir un enfant bien manger est plaisant voire réconfortant. Il faut cependant respecter leur faim et ne pas brouiller ces signaux qui sont, dans l'immense majorité du temps, les bons.

L'astuce zéro contrainte

Apprenez à distinguer la faim de l'envie de manger en écoutant votre corps et vos sensations. Vous ne sortirez ainsi plus gavé ni affamé de table.

31

De la soupe, oui, mais pas de smoothie

Mâcher vaut mieux que siroter

Dans un chapitre précédent, je vous ai expliqué qu'un verre de jus d'orange n'avait pas le même effet sur la satiété que de consommer les oranges par quartier. Cette différence s'explique par le fait que, lorsque nous mangeons une orange, il faut la mastiquer et qu'au bout de la quatrième nous risquons d'être écœurés, alors qu'il est assez facile de boire deux ou trois verres de jus d'affilée.

Même phénomène observé pour les smoothies. Il est assez facile d'en boire un ou deux de suite. En revanche, il vous serait beaucoup plus difficile de manger tous les fruits qui le composent.

Consommez vos soupes bien chaudes

« Ce qui est vrai pour le jus ou le smoothie devrait l'être aussi pour de la soupe, non ? » C'est exact. Pourtant, tout le monde s'accorde pour dire que la soupe rassasie et personne ne préconisera d'en limiter la consommation. L'explication provient de la température : contrairement à un smoothie ou à un jus, la soupe est chaude. Nous allons donc la boire lentement. On dit que l'appétit vient en mangeant, mais en réalité c'est la satiété qui vient en prenant son temps. Plus nous mangeons vite, moins la satiété s'installe. Il est donc possible d'enchaîner trois ou quatre verres de jus sans difficulté, en revanche, au bout du deuxième bol de soupe chaude nous serons rassasiés. On revient encore aux fondamentaux : prendre le temps de manger.

La soupe, une alternative santé

De plus, consommer de la soupe à chaque repas ne nous fera pas grossir. Elle apportera au contraire de nombreux minéraux et vitamines issus des légumes avec un impact positif sur votre ligne, mais aussi votre santé. Attention en revanche aux soupes industrielles qui sont souvent trop riches en sel et pauvres en légumes. En règle générale, nous buvons, de façon un peu grossière, de l'eau avec un peu de légumes. Et puis faire une soupe est malgré tout à la portée de tout le monde, même pour le piètre cuisinier que je suis.

L'astuce zéro contrainte

Remplacer un repas par une soupe bien chaude permet d'être rassasié tout en bénéficiant des bienfaits des légumes qui la composent.

32

Déjeuner et dîner, deux rendez-vous à ne pas manquer

Sauter un repas fait grossir

Je vous ai conseillé de ne pas prendre, si vous le pouvez, de petit déjeuner, et de pratiquer de temps en temps le jeûne intermittent. Jeûner reviendrait pourtant, de façon simpliste, à sauter un ou deux repas, non ? Or les deux pratiques sont différentes. Lorsque je pratique le jeûne intermittent, je le fais de façon volontaire et en pleine conscience. Je programme ma journée en fonction de ce jeûne intermittent. Je sais que je vais par exemple déjeuner à 15 heures et mon corps sait ce qu'il va se passer. Il sait que le matin je ne vais pas prendre de petit déjeuner, que le midi sera consacré à diverses activités et que mon repas sera prévu dans l'après-midi. Et l'expérience me prouve qu'on ne mange pas forcément plus au moment de la rupture du jeûne : mon repas est tout à fait semblable à un repas classique, en quantité et en qualité. Je ne mange pas mieux ni moins bien, ni plus, ni moins.

En revanche, si j'ai le malheur de sauter un repas, ce n'est jamais prévu. J'aurais dû manger, mais finalement j'ai été pris par le temps ou occupé par une urgence. Dans cette situation, la faim laisse place à la frustration. Je peux vous assurer que le repas qui suit est totalement anarchique. Je vais manger beaucoup plus et n'importe comment. C'est pourquoi il est absolument indispensable de ne pas sauter de repas.

Lorsque vous sautez un repas, celui d'après risque d'être beaucoup plus sucré et gras avec les conséquences que vous connaissez désormais sur votre pic glycémique. Ce repas très calorique va faire monter en flèche votre taux de sucre. Cette montée rapide de la glycémie sera suivie d'une baisse tout aussi rapide et donc d'une sensation de satiété très brève. Vous aurez donc ingurgité de grandes quantités de nourriture avec le risque d'avoir faim quelques heures après.

Sauter des repas fait grossir

Lorsque je discute avec des patients en surpoids ou obèses, beaucoup m'expliquent ne pas faire de vrai repas, ne pas déjeuner ou dîner, et je les crois. En revanche, si vous ne mangez pas mais que vous grignotez, vous prendrez du poids. N'oubliez pas que lorsque vous affamez votre corps, il fait tout pour économiser la moindre calorie. Votre métabolisme va ralentir et stocker la plus petite bouchée de pain. C'est pourquoi ne pas dîner, mais « juste » grignoter n'est absolument pas équivalent. Il est préférable de faire un vrai repas que de craquer le soir à 22 heures devant un pot de glace ou de mousse au chocolat. En effet, votre organisme va chercher à stocker chaque calorie des grignotages et vous prendrez du poids. Il est donc important de faire au moins deux vrais repas par jour.

Dînez, mais pas trop tard

L'heure du repas a son importance. Dîner à 22 heures n'a absolument pas le même impact sur notre métabolisme que dîner à 18 heures. Or nos modes de vie nous poussent à dîner de plus en plus tard. J'avais moi aussi l'habitude de faire dîner les enfants vers 19 heures, les coucher, trier quelques papiers puis dîner vers 21 heures. Certains soirs, je dînais vers 23 heures ou minuit, submergé par la charge de travail, sans parler de certaines nuits où je prenais mon dîner plus tard encore. Or il est préférable de dîner le plus tôt possible ou, du moins, le moins tard possible.

Nous avons en effet dans le cerveau une horloge biologique qui détermine quasi tous les paramètres de notre corps. Cette horloge est synchronisée sur les vingt-quatre heures d'une journée. C'est le rythme circadien : l'être humain doit être actif la journée et dormir la nuit. Si nous ne respectons pas cette horloge biologique, nous nous exposons à de nombreuses maladies : troubles du sommeil, maladies cardio-vasculaires, voire certains cancers. Ne pas respecter cette horloge biologique expose aussi au risque d'obésité : à repas équivalent, manger plus tardivement fait grossir. Certaines études montrent que la thermogenèse induite par les aliments est plus faible le soir que le matin : à aliments équivalents, les consommer le soir fait brûler moins de calories [1]. La graisse est aussi appelée tissu adipeux. Ce tissu adipeux est également sous la dépendance de l'horloge circadienne. Si on supprime les gènes qui codent l'horloge biologique de la graisse chez le rongeur, il devient obèse [2]...

Il n'y a donc pas que ce que vous mangez, mais l'heure à laquelle vous le faites. C'est ce que des chercheurs ont montré dans une étude où des personnes en surpoids ou obèses étaient réparties en deux groupes : un groupe dînant tôt à 18 heures et l'autre quatre heures plus tard, soit vers 22 heures. Des paramètres ont été mesurés, grâce à des prises de sang, la température corporelle a été prise ainsi que leur dépense énergétique. Dans cette expérience, les chercheurs ont aussi effectué des biopsies du tissu adipeux pour voir comment l'heure du dîner pouvait influencer la manière dont le corps fabrique et stocke la graisse. Pour que les groupes soient comparables, divers paramètres pouvant fausser l'étude ont été pris en compte, comme les différences d'apport caloriques, l'activité physique ou encore le sommeil des participants. Les résultats sont sans appel : dîner à 22 heures au lieu de 18 heures réduit l'élimination de la graisse, augmente la faim et favorise le stockage des graisses. En d'autres termes, à repas équivalent, dîner à 22 heures vous fera plus grossir qu'à 18 heures [3].

L'astuce zéro contrainte

Dîner le plus tôt possible permet d'éviter de prendre du poids.

33

Ne pas reprendre les kilos perdus

C'est probablement le défi le plus difficile à relever dans la perte de poids : ne pas reprendre les kilos perdus. La plupart des régimes drastiques se soldent par une reprise du poids initial, plus 2 ou 3 kg supplémentaires en prime. Comment faire pour y remédier ?

Ne faites pas de régime !

Là encore, aucune recette miracle. Si ce n'est une constante, que je vous répète depuis les premières pages de ce livre : ne faites pas de régime. Envisagez plutôt un rééquilibrage alimentaire, qui passe en premier lieu par la modification de votre mode de vie : activité physique, hygiène de sommeil, gestion et réduction du stress. Si vous négligez ces paramètres, vous pourrez faire tous les rééquilibrages alimentaires de la terre, vous allez reprendre du poids. Voyez l'activité physique, le sommeil, le stress et l'alimentation comme les quatre pieds d'une chaise. Lorsque l'un d'eux manque, la chaise est bancale. Retirez deux pieds à la chaise et elle tombe.

Vous devez donc être acteur de votre mode de vie ; il vous mènera vers la meilleure santé possible. Cela ne veut pas dire que tout ira bien et que vous ne tomberez pas malade, mais vous aurez mis toutes les chances de votre côté.

Apprenez à vous faire plaisir avec modération

Privez-vous de ce qui vous fait plaisir en termes d'alimentation et votre cerveau vous poussera tôt ou tard à compenser ces frustrations. Il faut apprendre à se faire plaisir mais de façon raisonnable. Vous avez le droit d'aller manger au restaurant et de vous faire plaisir : entrée-plat-dessert. Il ne se passera rien si c'est ponctuel. Multipliez ces écarts et, à moins d'avoir un métabolisme et un microbiote particulier, vous reprendrez du poids.

J'en ai fait les frais avec un régime un peu drastique qui m'a fait perdre rapidement du poids. J'étais très content : 5 kg en moins. Et c'était mérité car je m'étais vraiment sacrifié. J'ai repris ces 5 kg en quelques semaines car les restrictions étaient trop difficiles et mon mode de vie non adapté. Je me couchais trop tard, ne pratiquais que peu ou pas d'activité physique, et surtout je n'avais pas encore saisi la portée de ce que je mettais dans mon assiette et par conséquent dans ma bouche.

Voyons notre corps comme une voiture. Mettons la bonne essence, faisons-la réviser régulièrement, prenons-en soin et la voiture roulera longtemps. Nous aurons probablement de temps en temps une panne par-ci, par-là avec un pneu crevé, un problème d'éclairage ou de batterie, mais rien qui ne soit pas réparable. Notre corps fonctionne exactement de la même manière : tout ce que nous ingurgitons a un impact positif ou négatif sur notre organisme.

Il faut aussi accepter que certaines périodes de la vie soient plus ou moins propices à la perte de poids. C'est d'autant plus vrai chez les femmes avec les fluctuations hormonales, durant la grossesse ou la ménopause notamment. Il vous faut accepter aussi, Mesdames, de ne pas avoir votre poids de « jeune fille » après avoir eu des enfants ou à l'approche des 50 ans. Pour revenir à la métaphore automobile, n'importe quel véhicule, avec le temps, finit par ne plus être comme à la sortie de la concession : votre voiture n'en est pas une moins bonne automobile pour autant, c'est la vie.

Il en va de même pour nous. Nous devons avoir un « poids de forme », celui qui fait que nous nous sentons bien, qui fait que nous ne sommes pas essoufflés en montant deux étages à pied, celui qui fait que nous avons une tension artérielle normale et donc par extension un indice de masse corporel (IMC) compris entre 18,5 et 25. Pour tout le reste, ce ne sont que des détails. J'ai moi-même des petits bourrelets, je ne suis pas spécialement musclé et ne cours pas le marathon. Je coche en revanche, pour le moment, les autres cases d'une vie « équilibrée ». Vous devez avoir ces objectifs. Soyez donc indulgent avec votre corps mais restez positif et déterminé. Ces éléments qui peuvent pour certains sonner creux ont été validés scientifiquement. Les personnes qui surveillent régulièrement leur poids et continuent de se fixer des objectifs conduits par la motivation et les challenges sont celles qui arrivent à perdre du poids et à maintenir cette perte de poids sur le long terme [1].

Réduire le sucre pour maintenir la perte de poids ?

Si vous avez suivi les différents chapitres de ce livre, vous aurez compris que ce qui pose problème, c'est le sucre. Pas le sucre de table ou contenu dans les fruits ; celui qui se cache dans l'ensemble des produits industriels ultratransformés. Manger gras, du bon gras, n'est pas problématique. Dans une étude incluant près de 70 000 personnes ayant perdu du poids sur une période de plus d'un an, les participants ont été répartis en deux groupes : un groupe avec un régime pauvre en sucre et l'autre avec un régime pauvre en graisse. Le régime pauvre en sucre a conduit à une meilleure perte de poids, alors que le groupe régime pauvre en graisse a vu son poids stabilisé de la même manière que des participants ayant suivi un régime riche en graisse. Ces résultats suggèrent qu'un régime pauvre en graisse soit plus efficace que d'autres types de régimes [2].

En d'autres termes, votre ennemi n'est pas le gras mais le sucre. Ce n'est pas pour autant une invitation à vous gaver de mauvaises graisses ; distinguez le bon gras, comme celui contenu dans l'avocat, le saumon ou les amandes, du mauvais gras saturé d'origine animal, des produits ultra-transformés, de l'huile de palme ou encore des produits frits.

L'astuce zéro contrainte

Pour ne pas reprendre vos kilos perdus et quelques autres, évitez le sucre.

34

Les pouvoirs du microbiote

Le microbiote est la prochaine révolution en matière de traitement, de prévention mais aussi d'enjeu de santé publique. Il n'était pas enseigné lorsque j'étais étudiant en médecine ou tout du moins à peine évoqué. Depuis, la recherche et la science ont progressé, permettant de mieux comprendre l'importance du microbiote du tube digestif, ou flore intestinale, pour l'ensemble de notre organisme, et dans la prise ou la perte de poids en particulier.

Qu'est-ce que le microbiote ?

Le microbiote est l'ensemble des micro-organismes – bactéries, virus, parasites, champignons – qui vivent dans un environnement spécifique. Ces micro-organismes sont présents partout dans votre corps et déterminent les différents types de microbiote. L'ensemble de nos organes est en effet colonisé par des bactéries qui nous veulent du bien et qui nous permettent de rester en bonne santé. À chaque site son microbiote : la bouche, la peau, le vagin, les poumons, le tube digestif... Le microbiote intestinal est le plus important en termes de nombre de bactéries : notre tube digestif héberge plus de 1 000 milliards de micro-organismes. Pour vous donner un ordre d'idées, nous avons dans le cerveau un peu moins de 100 milliards de neurones ; c'est vous dire à quel point nous sommes « habités » par ces micro-organismes.

Quel est son rôle dans notre poids ?

C'est en étudiant le microbiote digestif de sujets atteints d'obésité que les chercheurs ont découvert son importance sur la régulation de poids. Je ne vous énumérerai pas ici la longue liste de toutes les études menées depuis les années 1940. Sachez simplement qu'elles leur ont permis d'apprendre que la perte de poids s'accompagnait d'une modification du microbiote. Ce qui signifie en clair que changer son microbiote peut permettre de maigrir et que, à l'inverse, un microbiote perturbé fait grossir.

Le rôle exact du microbiote dans la prise de poids est déterminé par les bactéries qui le composent. Grâce à elles, vous allez absorber plus ou moins de calories d'un même aliment ; ce sont elles aussi qui contrôlent les centres régulateurs de l'appétit ; elles modulent le stockage de la graisse, font varier le niveau d'inflammation mais aussi changent le fonctionnement de votre horloge biologique. La prise de poids – et l'obésité – serait la résultante de ces modifications physiologiques.

Pour ne pas prendre de poids, voire en perdre, il faut donc un bon microbiote.

Mais c'est quoi, un bon microbiote ?

Impossible de savoir si nous avons un bon ou mauvais microbiote. « Ça commence fort ! », me direz-vous. C'est vrai, mais c'est une réalité. Alors qu'en médecine on peut mesurer de nombreux paramètres, comme le poids, la taille, la tension artérielle, le taux de cholestérol, il n'est pas possible, à l'heure actuelle, de savoir ce qu'est un bon microbiote. Il existe pourtant des sociétés privées qui proposent d'analyser le microbiote, mais cette démarche n'est pas validée scientifiquement. Un jour, peut-être, nous pourrons rééquilibrer un microbiote perturbé après l'avoir analysé, mais pour l'instant, c'est de la science-fiction.

Pourquoi ? Parce que les médecins ignorent encore comment définir une flore intestinale dite « normale ». Les sociétés privées dont je viens de vous parler comparent votre flore à celle de patients qu'ils auront considérés comme en « bonne santé ». Mais qu'est-ce qu'une personne en bonne santé ?

Certaines d'entre elles souffrent peut-être de maladie sans le savoir ou adoptent certains comportements qui vont altérer leur microbiote. Ces patients qui serviront de référence ne sont peut-être pas en bonne santé. Alors, ne dépensez pas votre argent inutilement. Il y a d'autres moyens de rééquilibrer son microbiote.

Quelles sont les bactéries les plus efficaces dans la régulation du poids ?

Vous l'avez compris, le microbiote est un domaine que nous ne maîtrisons pas encore tout à fait. Pour autant, nous n'ignorons pas tout de son fonctionnement. Il existe probablement encore des dizaines – voire des centaines – de bactéries efficaces que nous ne connaissons pas, mais certaines ont déjà été identifiées.

Certaines bactéries, comme les firmicutes et les bactéroïdes, jouent un rôle majeur dans l'obésité [1]. Les premières ont la capacité d'extraire plus de calories d'un même aliment, entraînant une augmentation de la masse graisseuse [2]. Les secondes permettent quant à elle de résister à la prise de poids. Une autre bactérie, *Akkermansia muciniphila*, est connue pour son rôle clé dans notre métabolisme. Des chercheurs ont en effet montré qu'une supplémentation en *A. muciniphila* durant trois mois à la posologie de 10^{10} bactéries par jour était associée à une meilleure sensibilité à l'insuline –

c'est-à-dire une meilleure efficacité –, à une réduction du cholestérol ainsi qu'à une légère perte de poids et une diminution du tour de hanche [3]. De même, les lactobacilles jouent un rôle fondamental dans la régulation du poids : les *Lactobacilles paracasei* sont inversement corrélés à l'obésité – plus cette bactérie est présente dans un microbiote, moins son propriétaire est obèse –, alors que les *L. reuteri* et *L. gasseri* sont corrélés à la prise de poids [4]. Certains de ces lactobacilles vont par exemple contrôler la satiété après un repas [5]. C'est ce qui déterminera pourquoi vous aurez plus ou moins rapidement faim après avoir mangé.

Quant à *Hafnia alvei*, elle a la capacité de stimuler la production d'une enzyme elle-même responsable de la production d'hormones de la satiété, et intervient dans l'activité de neurones impliqués dans la réduction de l'appétit. Elle améliore ainsi la satiété, et diminue le poids et la masse grasse chez des sujets obèses [6]. Dans une étude contrôlée en double aveugle, *Hafnia alvei* – HA4597 –, à la posologie de deux capsules par jour, a permis au groupe auquel elle a été administrée de perdre du poids plus rapidement que le groupe placebo [7]. Comme l'étude était en double aveugle, ni les patients ni les médecins ne savaient qui prenait quoi. Ainsi, le comportement du médecin et du patient n'a pu être influencé.

Quid des probiotiques ?

Une question se pose alors : si certaines souches de bactéries nous permettent de perdre du poids, pourquoi ne pas en ingérer directement ? Car si, demain, il était possible de perdre du poids grâce aux probiotiques, nous pourrions dire adieu à une grande partie des pathologies liées au surpoids et à l'obésité.

Alors oui, certaines bactéries nous aident à réguler notre poids. Faut-il pour autant prendre des probiotiques à tout va ? Certainement pas. Tous ces probiotiques, avant de les chercher sous forme de compléments alimentaires, sont présents dans votre alimentation. Chez le sujet obèse, le microbiote est pauvre qualitativement et quantitativement [8], donc plus vous aurez un microbiote diversifié, moins vous aurez de risque de devenir obèse [9]. Comment ? En mangeant équilibré.

Diversifier votre assiette pour diversifier votre microbiote

Le meilleur moyen d'avoir un microbiote diversifié et de qualité est d'opter pour une alimentation variée et en accord avec la nature. Notre ancêtre le chasseur-cueilleur ne mangeait pas de tomate du 1er janvier au 31 décembre. Il s'adaptait à ce que la nature lui offrait. Son microbiote aussi, qui se modifiait au fil des saisons.

Plus vous associerez des aliments différents, plus vous enrichirez votre microbiote. Il faut donc faire l'effort de manger de tout. Petit, je détestais les radis. En grandissant, j'ai commencé à en consommer de temps en temps, et aujourd'hui j'en mange régulièrement. Je me dis que, de cette façon, je nourris mon microbiote. Si certains aliments vous rebutent, essayez aussi de les cuisiner sous une autre forme, comme vous feriez avec un enfant. Personnellement, je n'aime pas beaucoup le chou-fleur. En revanche, en gratin, je trouve ça très bon ! Essayez aussi de les mixer sous forme de velouté. Cela sera toujours mieux que de ne pas en consommer du tout.

Optez pour une alimentation riche en fibres

Pour rétablir un bon microbiote, il est crucial d'avoir une alimentation riche en fibres, qui servent de prébiotiques. En effet, les bactéries du microbiote s'en nourrissent pour produire des acides gras à chaînes courtes qui favorisent la satiété ainsi que la perte de poids. Connaissez-vous la tribu yanomami, qui habite dans la forêt amazonienne du Venezuela [10] ? C'est la population ayant le microbiote le plus diversifié au monde. La particularité de cette tribu est que ses membres vivent comme nos ancêtres chasseurs-cueilleurs. Ils ne consomment aucun aliment ultratransformé et ont un apport important en fibres de l'ordre de 120 g par jour – les autorités sanitaires recommandent une consommation minimale de 25 g par jour, je vous le rappelle.

Ces fibres permettent aussi de sélectionner les bactéries de notre microbiote capables de produire les acides gras dont j'ai parlé plus haut. Ainsi, plus nous consommons de fibres, plus nous enrichissons notre microbiote, et inversement. C'est une des raisons pour lesquelles notre microbiote se dégrade de génération en génération : le manque de fibres appauvrit notre microbiote, au point qu'il n'est parfois plus possible de retrouver certaines bactéries même lorsque des fibres sont réintroduites dans l'alimentation. Alors allez-y à fond sur les haricots, la salade, les lentilles : non seulement ils vous garderont en bonne santé mais ils sauveront la génération suivante [11].

Sans oublier les antioxydants

Une cellule, pour fonctionner, utilise de l'oxygène et produit des déchets, les radicaux libres. Ce phénomène, naturel, aboutit au vieillissement de l'organisme. En revanche, une production excessive de radicaux libres accélère le vieillissement, c'est l'oxydation. La consommation d'aliments riches en antioxydants protège la cellule d'un vieillissement prématuré et limite certaines maladies cardiovasculaires.

Parmi les antioxydants, les polyphénols que l'on trouve dans les myrtilles, les pruneaux, les kiwis, les raisins ou les pommes [12], mais aussi le thé ou le café, ont la capacité d'enrichir votre microbiote. La myrtille permet par exemple d'augmenter la quantité de bifidobactéries [13]. En la consommant, vous améliorerez votre santé cardio-vasculaire en diminuant les paramètres inflammatoires et la résistance à l'insuline, à l'origine notamment du diabète.

Alors certes, avec ces antioxydants vous serez en bonne santé, mais est-ce que cela a un impact sur la variation du poids ? C'est ce que démontre une étude américaine portant sur plus de 120 000 personnes suivies pendant près de vingt-quatre ans : la consommation d'antioxydants a permis de limiter la prise de poids et serait un allié… de poids dans la prévention de l'obésité [14].

Et fuyez les produits ultratransformés

Si notre microbiote change au cours d'un régime, pourquoi alors reprenons-nous du poids ? Certainement parce que nous reprenons nos vieilles « mauvaises habitudes » alimentaires, notamment céder aux sirènes de produits ultratransformés. Nous avons vu dans un précédent chapitre comment les traquer et les bannir de notre alimentation. Il en va de même pour les produits allégés contenant des édulcorants. Jetez un coup d'œil à la composition de la crème dessert préférée de vos enfants, et vous comprendrez à quel point ces produits sont ultratransformés. Une étude du très sérieux INSERM a établi un lien entre faux sucre et augmentation du risque de maladie cardio-vasculaires ou encore de cancer [15]. Une équipe israélienne a, de son côté, mis en évidence que la consommation de ces faux sucres, en particulier la saccharine et le sucralose, perturbait la réponse au glucose, facteur favorisant le diabète. Afin de corroborer ces résultats, des chercheurs ont pris le microbiote de sujets ayant consommé des édulcorants pour les greffer à des souris saines. Ces dernières ont bien développé à leur tour une réponse anormale au glucose [16].

Limitons notre consommation d'antibiotiques

J'écrivais dans mon livre précédent, *Zéro contrainte. Surtout ne changez rien !*, qu'il fallait limiter notre consommation d'antibiotiques. Je n'ai bien sûr pas changé d'avis, mais mon argumentaire auprès des patients, lui, a changé. Avant, je parlais des risques d'antibiorésistance – à trop consommer cette famille de médicaments, notre organisme n'y est plus sensible –, et je voyais bien que je manquais ma cible. Désormais, en consultation, j'explique à chaque patient qui réclame des antibiotiques que ces derniers vont altérer sa flore intestinale. Par exemple, lorsque j'annonce au patient que la dose d'amoxicilline que je vais lui prescrire va peut-être détruire des bactéries de son tube digestif censées le protéger et lui permettre de rester en bonne santé, je le sens plus réceptif…

Ne me faites pas dire ce que je ne dis pas : ces antibiotiques sauvent et ont sauvé des vies dans le monde. Mais nous en consommons beaucoup trop et surtout dans les mauvaises indications.

D'autre part, l'abus d'antibiotiques fait grossir. Dès les années 1940, les chercheurs se sont aperçus que la prise d'antibiotiques chez les animaux était responsable d'une prise de poids [17]. Depuis, de nombreuses études ont permis d'établir un lien entre consommation d'antibiotiques chez les enfants et prise de poids. Une étude de grande ampleur incluant plus de 400 000 enfants a montré que la consommation d'antibiotiques était associée à un plus grand risque d'obésité : plus un enfant en reçoit et plus ce risque augmente [18]. Alors abstenons-nous.

Améliorer son microbiote quand l'alimentation ne suffit pas

C'est en transplantant du microbiote d'un rat à un autre que les chercheurs ont le plus appris sur le microbiote et le poids : lors d'une étude chez le rat obèse, ils ont opéré un rat obèse pour lui faire perdre du poids – la chirurgie bariatrique consiste à réduire des deux tiers la taille de l'estomac. Une fois le nouveau poids atteint, ils ont prélevé son microbiote et l'ont transféré à un autre rat obèse.

Celui-ci, une fois le microbiote du rat opéré absorbé, a perdu du poids tout en gardant la même alimentation [19]. À l'inverse, prenez le microbiote d'une souris obèse et transférez-le à une souris de poids normal, et elle deviendra obèse à son tour. Forts de ces expériences, d'autres chercheurs ont transféré le microbiote de patientes obèses à des souris minces ; ces dernières sont devenues obèses à leur tour [20].

Pourquoi ne pas envisager de transplanter à des hommes ou femmes le microbiote d'un sujet sain pour leur faire perdre du poids ou traiter certaines pathologies ? Pour l'heure, la seule indication validée et autorisée en France de transplantation fécale se fait dans le cadre d'une infection particulière à une bactérie qu'on appelle *Clostridium difficile*, avec un taux de réussite de 80 à parfois 90 %. Cette transplantation pourrait être élargie dans le futur à d'autres pathologies. Des études sont en cours sur les MICI, les maladies inflammatoires du tube digestif que sont la maladie de Crohn et la rectocolite hémorragique. Au Canada, des chercheurs ont traité des patients atteints de rectocolite hémorragique par transplantation fécale, à raison d'une fois par semaine pendant 6 semaines. Dans 24 % des cas, ils ont obtenu une rémission clinique, contre 5 % avec le placebo [21].

Enfin, la transplantation fécale, en plus d'être extrêmement complexe, pose de nombreuses questions : comment choisir un donneur dit « sain » ? Comment administrer exactement ce microbiote, par gélule de matières fécales avalées ou par voie basse par lavements coliques ? Quels sont les risques infectieux sur le long terme, s'il faut répéter les transplantations, n'y a-t-il pas un risque de transférer certaines maladies du donneur au receveur ? Il reste beaucoup de réponses à apporter mais la science progresse.

Certaines études montrent enfin l'intérêt de l'autotransplantation fécale après un rééquilibrage alimentaire. Le principe est simple : recueillir ses selles pour en confectionner des gélules contenant son microbiote après un régime. Ingérer son propre microbiote changé après un régime permettrait de limiter la reprise de poids et donc l'effet yoyo. Pour l'heure, cette technique n'est pas encore validée, mais cela vous donne malgré tout une perspective assez incroyable de la puissance de ce microbiote dans la perte de poids.

L'astuce zéro contrainte

Pour ne pas prendre de poids, voire pour en perdre, prenez soin de votre microbiote intestinal en mangeant équilibré, « maison » et de saison.

35

Moins de cigarettes, mais plus de kilos, une fatalité ?

Ce chapitre est court mais indispensable pour les fumeurs qui souhaiteraient un jour arrêter de fumer.

Arrêter de fumer fait grossir

Un des obstacles majeurs au sevrage tabagique est la prise de poids. Nous avons tous constaté, par expérience personnelle ou chez un de nos proches, que lorsqu'on tente de stopper la consommation de cigarettes, on prend du poids. Je vais d'emblée être honnête avec vous : je préfère que vous preniez 5 kg et que vous arrêtiez de fumer ! Kilos que, en suivant les conseils de ce livre, vous arriverez à perdre sans aucune difficulté.

Mais c'est un fait scientifiquement établi : on estime en effet en moyenne qu'un fumeur va prendre 5 kg lors de l'arrêt du tabac. Pourquoi ?

Parce que le tabac est un accélérateur métabolique : 200 kilocalories seraient brûlées à chaque paquet de cigarettes fumé. La nicotine est responsable de la variation de poids dès le début du tabagisme et lors de son arrêt. C'est son absorption qui, lorsque nous fumons, augmente les dépenses énergétiques de l'organisme et freine l'appétit. Lorsque nous fumons, à cause de cette nicotine, notre taux de sucre augmente. En réponse à cette augmentation, un message est envoyé dans une zone de notre cerveau qu'on appelle l'hypothalamus afin de bloquer les centres de la faim. C'est pourquoi nous mangeons moins lorsque nous fumons. Il est d'ailleurs constaté que le poids des fumeurs est inférieur de 2,5 à 5 kg à celui des non-fumeurs. Cette différence augmente avec l'âge et la durée du tabagisme [1]. L'arrêt du tabac, à comportement égal – c'est-à-dire sans compensation par la prise de nourriture –, vous expose donc à la prise de poids. Gardez en tête aussi que les kilos potentiellement pris seront en réalité liés au rattrapage du poids perdu en début de tabagisme !

La faute à la nicotine !

Cette prise de poids, parfois beaucoup plus importante, est liée à un sous-dosage en nicotine. Lorsque nous arrêtons de fumer, nous avons donc plus de chance de réussir notre sevrage en ayant recours à des substituts nicotiniques, comme les gommes à mâcher ou les patchs.

Les substituts nicotiniques, une aide précieuse dans l'arrêt du tabac

Les patchs délivrent une dose fixe de nicotine tout au long de la journée. Comment savoir quel patch appliquer ? Retenez que, pour une cigarette, il faut 1 mg de nicotine délivré. Donc si vous fumez un paquet par jour, vous aurez besoin de 20 mg, soit un patch de 21 mg par vingt-quatre heures.

Parfois, en plus du patch qui fournit à votre corps de la nicotine en continu, il vous faudra peut-être de la nicotine d'action rapide, pour pallier les envies de fumer irrépressibles, que l'on trouve sous forme de gomme à mâcher ou de spray.

Ces différents substituts permettent au candidat à l'arrêt du tabac d'être suffisamment dosé en nicotine. Le sous-dosage entraîne un stress qui va générer des pulsions alimentaires et que nous allons compenser par du grignotage. Et qui dit grignotage dit prise de poids. Ces nouveaux kilos en trop sont si déprimants que nombre d'entre nous vont être tentés de reprendre la cigarette et replonger. Mais si vous avez la bonne dose de nicotine, vous limiterez cette prise de poids.

Pour mettre toutes les chances de son côté, il est important aussi d'augmenter sa dépense énergétique quotidienne. Les 200 kilocalories qui ne seront pas éliminées par la combustion de la cigarette, il faudra les dépenser autrement. L'activité physique peut nous aider à limiter la prise de poids. Elle est enfin responsable de la production d'endorphine, qui nous aide à nous sevrer de façon agréable.

Cannabis et prise de poids

Les fumeurs de cannabis s'exposent tout autant que ceux de cigarettes à la problématique du poids – et, comme pour la cigarette, le sevrage prime sur les kilos en trop ! –, mais la situation est plus complexe.

Le cannabis contient du THC, pour tétrahydrocannabinol, principale substance psychoactive. Ce THC stimule les centres de l'appétit dans le cerveau et favorise la prise alimentaire. S'il est fumé avec du tabac contenant de la nicotine, accélérateur du métabolisme, cet effet sera, en quelque sorte, atténué par le THC.

En revanche, pour ceux qui fument du cannabis sans tabac, plus la consommation de cannabis augmente, plus la prise de poids est importante, car le THC seul stimule l'envie de manger. C'est pourquoi l'industrie pharmaceutique a eu l'idée de créer un médicament bloquant les récepteurs du cannabis qu'on appelle les endocannabinoïdes. Les participants ont ainsi réussi à perdre 4,7 kg sans rien changer à leur alimentation. Miracle ? Non ! Ce fut malheureusement au détriment d'effets secondaires graves, comme des idées suicidaires ou des dépressions [2]. Le médicament a donc rapidement été retiré du marché. Preuve encore que la pilule miracle n'existe pas.

Que dire enfin du cannabidiol, plus connu sous le nom de CBD ? Pas grand-chose, si ce n'est que le CBD a pour effet secondaire une baisse de l'appétit [3]. Mais ne nous réjouissons pas trop vite : on peut imaginer que si on ressent cet effet secondaire – qu'on retrouve dans 10 % des cas –, on sera aussi sujet aux autres effets que sont la somnolence, la diarrhée ou encore les nausées… Donc, en l'état actuel des connaissances, le CBD ne présente pas d'intérêt particulier dans la perte de poids.

L'astuce zéro contrainte

Aidez-vous des substituts nicotiniques pour arrêter de fumer : ils vous préserveront d'une prise de poids incontrôlée en plus d'être efficaces pour vous sevrer. Il peut aussi être intéressant de commencer votre rééquilibrage alimentaire pour perdre 2 ou 3 kg avant d'entamer votre sevrage. Là encore, pas d'obligation.

36

Prise de poids et traitements

Certains médicaments ont malheureusement comme effet secondaire de faire prendre du poids. Mais hors de question d'arrêter un traitement parce qu'il fait grossir ! Alors n'hésitez pas à en discuter avec le médecin prescripteur, car la balance bénéfice/risque d'une prescription doit toujours pencher du côté du bénéfice.

Sur cinq classes de médicaments, quatre font grossir

Les traitements à visée psychiatrique sont très fréquemment responsables d'une prise de poids. Ils ne sont pas les seuls en cause, et tous les patients ne sont pas égaux ; des paramètres comme la génétique, le sexe, le tabagisme, mais aussi la posologie du traitement ou la sévérité de la pathologie, entrent en ligne de compte.

Les médicaments utilisés en psychiatrie sont classés en cinq catégories : les antidépresseurs, les antipsychotiques, les anxiolytiques, les stabilisateurs de l'humeur et les psychostimulants. En dehors des psychostimulants utilisés notamment dans les troubles de l'attention, les autres familles de médicaments font prendre du poids. Cette prise de poids est problématique car, outre le critère esthétique, elle est à l'origine de nombreuses complications métaboliques. Dans les troubles bipolaires par exemple, près de la moitié des patients décèdent non pas de leur maladie, mais de pathologies cardio-vasculaires. En effet, les traitements de la bipolarité ou thymorégulateurs, comme le lithium, favorisent la prise de poids. Le cercle vicieux s'enclenche alors : plus on grossit, moins on bouge ; moins on bouge, plus on grossit. Vous êtes sédentaire, vous prenez du poids, vos artères vont peu à peu s'abîmer à cause de dépôts de cholestérol sur leurs parois, votre cœur va devenir moins performant, se fatiguer plus vite du fait de l'inactivité, et les maladies cardio-vasculaires vont apparaître. Il est donc primordial d'essayer au maximum de contrebalancer les effets de ces médicaments.

Antidépresseurs et prise alimentaire

Arrêtons-nous un instant sur le cas particulier des antidépresseurs. La plupart du temps, ils augmentent la concentration de messagers chimiques dans le cerveau. C'est le cas de la sérotonine, impliquée dans la régulation des comportements, de l'humeur, de l'anxiété et des apprentissages, mais aussi dans la motivation et la prise de décision.

L'utilisation des antidépresseurs sur le court terme réduit l'impulsivité et la satiété. C'est pourquoi, à la phase initiale d'un traitement, il est possible de manger un peu moins. En revanche, après quelques mois, la régulation de la sérotonine favorise la prise alimentaire. Cette augmentation de l'envie de manger concerne principalement, comme souvent malheureusement, les aliments gras, sucrés et salés.

Dans une étude du célèbre King's College de Londres, les données de 300 000 Britanniques ont été collectées durant dix ans. Il apparaît que les patients s'étant vu prescrire l'un des douze antidépresseurs les plus fréquemment utilisés étaient 21 % plus susceptibles de connaître un épisode de prise de poids que ceux qui n'en prenaient pas, avec un pic après deux à trois ans d'utilisation continue. Les patients déjà en surpoids avaient, quant à eux, 30 % de risque supplémentaire de devenir obèses s'ils prenaient un traitement antidépresseur [1].

Antipsychotiques et poids

Outre l'action liée à la sérotonine, ces traitements peuvent favoriser une légère sédation. C'est le cas en particulier des antipsychotiques, utilisés dans la schizophrénie par exemple. Un patient sédaté est un patient qui va moins bouger et donc baisser sa dépense énergétique. Une baisse de la dépense énergétique se traduit mécaniquement par une prise de poids, si rien n'est fait.

Les antipsychotiques vont aussi dérégler les centres de la faim et la régulation métabolique, conséquence de la perturbation d'autres messagers chimiques comme la dopamine, l'histamine ou certains récepteurs qu'on appelle muscariniques.

Enfin, ces traitements modifient le métabolisme des glucides, augmentent le taux de cholestérol et de triglycérides, qui favorisent à leur tour le syndrome métabolique.

Lutter contre la déshydratation

Certains psychotropes font grossir parce qu'ils provoquent d'importantes sécheresses buccales conduisant à une envie de boissons sucrées importantes. Il est donc important de boire de l'eau régulièrement et en quantité suffisante, et d'éviter la caféine ou l'alcool qui ont tendance à donner soif ou à déshydrater. Il est possible aussi de stimuler les glandes salivaires en mâchant des gommes ou des chewing-gums sans sucre. Il existe aussi, sur prescription médicale, des médicaments qui augmentent la stimulation de salive ou encore certains sprays buccaux.

Comment limiter la prise de poids liée au traitement

Je vais être honnête : les conseils qui suivent ne sont pas zéro contrainte. Mais ils sont efficaces.

Lors d'une pathologie psychiatrique quelle qu'elle soit, l'activité physique est primordiale. Dans un premier temps, elle améliore le trouble anxieux, la dépression, voire certains troubles plus importants. Mais toutes les pathologies psychiatriques sont améliorées par la pratique d'une activité physique. Donc si vous souffrez de troubles anxieux ou de dépression, elle fait partie intégrante du traitement. Je dis d'ailleurs aux patients que je la vois comme un médicament à part entière. Je prends donc mon ordonnance, mon stylo et je prescris : « Pratiquer au moins trois fois par semaine 30 minutes d'activité physique. » Je précise au patient qu'il peut pratiquer le sport qu'il souhaite : courir, faire de la natation, de la musculation, du vélo, du yoga, du pilates, de la marche rapide en forêt… peu importe le sport, l'essentiel étant de bouger. Le sport augmente aussi la dépense énergétique et limite la prise de poids.

Certains médicaments antidiabétiques comme la metformine ont été décrits comme limitant la prise de poids chez des patients non diabétiques sous traitement antipsychotique. De nombreuses études montrent en effet une différence d'un peu plus de 3 kg entre un groupe traité par metformine et un groupe non traité par metformine dans le cadre d'un traitement antipsychotique[2]. Un accompagnement par un nutritionniste devrait être systématiquement proposé et remboursé par la Sécurité sociale dès le diagnostic d'une maladie psychiatrique. Les professionnels de santé devraient certainement aussi être plus sensibilisés à anticiper et prendre en charge les conséquences diététiques de ces traitements.

Que retenir de ces informations ? Qu'il reste malgré tout indispensable de prendre un traitement antidépresseur si votre médecin le juge nécessaire. La dépression est la pathologie psychiatrique la plus fréquente en France puisqu'on estime que 20 % de la population aura au cours de sa vie un épisode de dépression. Cette dépression conduit, lorsqu'elle n'est pas traitée ou prise en charge, au suicide dans les formes les plus sévères. Il n'est donc pas question de remettre en cause un traitement.

L'astuce zéro contrainte

Si vous suivez un traitement médicamenteux qui peut faire prendre du poids, pratiquez de façon régulière une activité physique.

37

Pas de sandwich

Encore un titre de chapitre étrange, même si ce conseil sonne comme une évidence. Rappelez-vous : il est important de prendre son temps pour manger, loin des stimulations visuelles et auditives des écrans ou des réseaux sociaux. S'asseoir à chaque repas prépare mentalement le tube digestif à la digestion. Ce dernier, malgré l'immense complexité du cerveau et ses pouvoirs extraordinaires, préfère malgré tout les choses simples : que nous dormions dans un lit et que nous mangions à table.

Un repas avec une valeur nutritionnelle nulle

Comme je vous l'ai déjà expliqué, j'ai trop souvent pris des repas à la volée dans ma voiture entre deux visites. Le but était de gagner du temps, car, à chaque garde, la liste de patients à voir était de plus en plus longue. J'achetais donc un sandwich, que j'ingurgitais à la hâte. Je n'ai compris qu'après quelques années les erreurs que j'avais commises. Tout d'abord sur la qualité du repas : vous entendez parfois qu'un sandwich composé de salade n'est pas si mauvais. Je pense que c'est mentir que de l'affirmer. Dans un sandwich, vous trouverez une ou deux feuilles de salade, avec de la chance une tomate, accompagnée d'une toute petite portion de protéines sous forme de poulet, thon, saumon ou jambon. Amusez-vous à décomposer un sandwich et à mettre l'ensemble des ingrédients dans une assiette. Vous verrez à quel point vous ne mangez en réalité que du pain. Ce pain fait grimper en flèche votre taux de sucre que le foie stocke en un temps record pour le transformer en graisse. C'est d'autant plus vrai que vous mangerez une baguette toute simple, faite à base de farine blanche qui n'a aucun intérêt nutritionnel et qui fera grimper très rapidement votre glycémie. Ce processus est pire avec les pains de mie ou pains viennois, dont l'index glycémique est encore plus important.

La tradition, une baguette qui a de l'avenir

Si vous devez ou voulez absolument manger un sandwich, je vous recommande de choisir au moins celui fait avec une baguette dite tradition. Cette dernière est réglementée en France et doit répondre à un cahier des charges très précis. La baguette tradition ne doit par exemple contenir que cinq adjuvants maximum : farine de blé, farine de malt, farine de soja, gluten et levure désactivée ; elle ne doit contenir en revanche aucune substance destinée à modifier son goût, sa texture, sa couleur ou conservation ; elle doit être composée exclusivement d'un mélange de farines panifiables de blé, d'eau et de sel ; elle doit être fermentée à l'aide de levure de panification ou de levain ; enfin, elle doit être cuite sur place et ne jamais être surgelée. La farine d'une baguette tradition étant moins raffinée, son index glycémique est plus bas, aux alentours de 55, que celui d'une baguette classique, proche de 80.

Faute de mieux, un sandwich ne suffit pas

La satiété après un sandwich est de courte durée ; l'envie de manger revient très vite. Il m'arrive d'en manger de temps en temps, mais je commence toujours par une soupe bien chaude. Elle augmente l'apport en fibres, en vitamines et en minéraux, et oblige, parce qu'elle est brûlante, à prendre le temps de déjeuner.

Je vous recommande aussi, pour le dessert, de privilégier un fruit plutôt qu'une pâtisserie. Et ne le voyez pas comme une punition, mais plutôt comme une bénédiction pour les bactéries de votre microbiote. Une pomme apportera par exemple bien plus de bienfaits à votre tube digestif qu'une part de flanc de boulangerie, qui aura comme seul intérêt un plaisir très éphémère en bouche.

L'idée n'est pas de supprimer de votre vie les pâtisseries, mais peut-être de les consommer différemment ou dans un contexte particulier, comme lors d'un dîner dans un bon restaurant ? L'idée est de ne pas normaliser un repas qui se terminerait chaque fois par un dessert trop sucré. En tout cas, c'est la philosophie que j'ai décidé d'adopter.

Le sandwich est pauvre en protéines

Gardez en tête que les apports en protéines sont clairement insuffisants si vous déjeunez d'un sandwich. Les protéines doivent grosso modo représenter un quart d'une assiette à chaque repas. Si vous mettez bout à bout les ingrédients de votre sandwich, vous serez loin du compte… Ce constat est encore plus vrai en période de crise économique et énergétique, où le coût des matières premières est en augmentation. C'est le cas du thon, du poulet, du saumon ou du jambon malheureusement. Ces surcoûts pourraient pousser certains à réduire l'utilisation de ses aliments, ramenant à la portion congrue les protéines déjà rares des sandwichs…

Quelle alternative ?

Pour toutes ces raisons, je ne recommande pas le sandwich comme aliment d'un repas standard, mais comme un encas de dépannage. N'hésitez donc pas, lorsque vous savez que vous n'aurez pas beaucoup de temps pour déjeuner, à embarquer avec vous le repas de la veille, que vous aurez préparé en plus grande quantité. Ajoutez dans un autre Tupperware quelques tomates, des carottes coupées en morceaux ou, pourquoi pas, de la salade ou des crudités. Vous pouvez même, en quelques secondes, vous constituer une salade de pâtes ou de pomme de terre, pour peu que vous les ayez cuites la veille.

Dernier conseil : même si vous devez manger un sandwich, prenez le temps de vous asseoir à table comme pour un vrai repas. Ne mangez pas à la hâte debout ou dans la rue. Votre cerveau doit préparer votre estomac à la digestion. Je vous rappelle que la digestion commence dans la bouche par la salive qui produit une enzyme qu'on appelle l'amylase. Avoir l'eau à la bouche n'est rien d'autre que le début de la digestion. Pour l'enclencher, vous avez besoin d'une stimulation visuelle, celle de vous préparer à manger.

C'est pourquoi il est important de manger en pleine conscience. Cette pratique n'engage que moi, mais j'essaie d'être reconnaissant à chaque repas de ce que la nature m'offre et de la chance que j'ai d'être assis à table à partager un repas chaud. Dit ainsi, cela peut vous sembler un peu naïf, comme réflexion. Mais je crois que nous oublions parfois un peu vite que nous n'avons pas tous cette chance. De cette façon, je profite de l'instant présent et je vois mon repas comme une sorte de bénédiction que je dois savourer et non engloutir.

L'astuce zéro contrainte

Privilégiez un sandwich avec une baguette « tradition » plutôt que blanche.

38

Vous n'êtes pas une poubelle !

Les dîners en famille, un vœu pieux…

Ce phénomène, tous les parents le connaissent bien : après une journée de travail, démarre une course contre la montre d'une à deux heures durant lesquelles s'enchaînent les devoirs, la douche, la préparation du repas et si possible un peu de détente avec les enfants. Le soir, il est souvent difficile de se poser à table en même temps que les enfants pour dîner. Bien souvent, ces derniers se jettent sur la nourriture comme des zombies sur un morceau de chair humaine – ils auront le plus souvent peu mangé au déjeuner à la cantine et on peut les comprendre quand on voit ce qui est parfois servi. Il suffit que vous ayez un enfant en bas âge à faire manger, et le repas devient tout sauf une partie de plaisir pour les parents. Et je ne vous parle même pas des parents solos ou dont la moitié rentre après le coucher…

Ne jouez pas les ramasse-miettes

Lorsque je me trouve dans cette situation, j'ai tendance à ne pas m'asseoir à table, en me disant que je dînerai plus tard et je grignote ce qui traîne en cuisine. Et comme bien souvent les enfants ne terminent pas leur plat, j'ai tendance à finir leur assiette, ce qui ne me cale pas, au contraire : ça m'ouvre l'appétit.

Sans m'en rendre compte, avant même d'être passé à table, j'ai ingurgité entre 200 et 400 kilocalories sans aucun intérêt. J'enchaîne ensuite avec un dîner et j'explose les compteurs caloriques.

Des petites miettes pour en faire une assiette

Désormais, plutôt que de finir l'assiette des uns et des autres, je mets de côté ce que je peux conserver, constituant ainsi un repas de secours pour le lendemain. J'évite ainsi le gâchis et je fais des économies. S'il n'est pas possible de reconstituer un vrai repas, plutôt que de jeter, je prends la portion restante et la mets dans mon assiette avec mon vrai repas. Je peux alors la prendre en compte dans mon propre dîner.

N'hésitez pas aussi à établir de nouvelles règles pour transformer le repas en un moment convivial et non une course contre la montre. Demandez par exemple à tous d'attendre que tout soit posé sur la table et que tout le monde soit servi avant de commencer. Il est possible d'autonomiser les enfants en leur demandant par exemple de vous aider à préparer la table pour les faire patienter. Et vous verrez, non seulement les enfants aiment participer, mais rapidement vous retrouverez des dîners familiaux agréables à partager.

L'astuce zéro contrainte

Ne terminez pas l'assiette de vos enfants ni de votre conjoint, vous économiserez 200 à 400 kilocalories par jour.

39

Des hamburgers, oui, mais maison

Le hamburger, un plat équilibré

Il n'est absolument pas interdit de manger des hamburgers. Pour être honnête, j'adore ça et je ne pourrais pas m'en passer ! Sur le plan nutritionnel, un hamburger ne pose pas de problème : de la viande, un peu de salade, des oignons parfois, un tout petit peu de sauce, du fromage et du pain. En dehors du pain, ces aliments ne sont pas dramatiques en termes de calorie. En revanche, si vous ajoutez une portion de frites salées et une boisson sucrée accompagnée d'un dessert, là, vous basculez dans autre chose.

Encore une fois, il n'est pas pour autant interdit de s'offrir un bon burger-frites de temps en temps, mais il est important de ne pas enchaîner deux excès de suite. Un excès tout simple ou un repas festif sera très vite oublié par votre organisme. En revanche, enchaîner deux repas excessifs de suite changera votre niveau de satiété et enclenchera l'engrenage tant redouté.

Il existe certaines versions *healthy* du burger qui consistent à remplacer le pain hamburger par deux grandes feuilles de salade. Je me suis dit que c'était un peu triste, mais je me suis laissé tenter… et c'était plutôt très bon ! La saveur d'un hamburger provient de la qualité de la viande, des condiments et de la sauce. Le pain n'est finalement qu'une sorte d'enrobage qui vient gonfler le volume de notre estomac. Prenez ce même hamburger-frites dans un fast-food et les conséquences pour votre corps ne seront pas du tout les mêmes.

Fast-dépression

Une alimentation de type fast-food chez la souris a pour conséquence de la déprimer, expérience à l'appui. Si vous prenez ensuite le microbiote de cette souris et que vous le transférez à des souris « saines », ces dernières deviennent dépressives à leur tour. Des chercheurs ont en effet réparti des souris en deux groupes : un groupe alimenté avec un régime riche en « mauvais gras », type saturé, un groupe alimenté avec un régime riche en « bon gras » type monoinsaturé comme celui contenu dans l'huile d'olive ou le saumon. Au bout de douze semaines seulement, les souris « mauvais gras » deviennent obèses, ce qui paraît logique, mais ont développé des troubles anxieux et un comportement dépressif[1], qui s'explique par le fait que le gras vient perturber le noyau accumbens, la zone du cerveau qui contrôle l'humeur et la récompense. À l'inverse, de nombreuses études ont pu prouver qu'un régime type méditerranéen, pauvre en graisse saturée, protège de la dépression.

Parallèlement, des troubles métaboliques sont aussi apparus chez les souris, avec une perturbation de la production d'insuline et une mauvaise régulation du taux de sucre. On appelle respectivement ces troubles métaboliques l'hyperinsulinisme et l'intolérance au glucose, qui sont en fait un prédiabète qui évoluera ensuite en véritable diabète.

L'alimentation a donc un impact majeur sur nos humeurs, nos comportements et nos émotions. Nous en revenons toujours au même point : nous sommes ce que nous mangeons.

Restauration trop rapide

Dans « restauration rapide », rapide concerne le service proposé mais surtout les calories ingurgitées et le poids pris ensuite ! Il n'est pas interdit de temps en temps de s'y rendre, non pas pour se faire plaisir, mais pour dépanner. Je pense qu'il est important de revoir cette notion de plaisir. Dans un chapitre précédent, je vous expliquais pourquoi les aliments gras, sucrés et salés piègent notre cerveau en y associant du plaisir. Le marketing hyperagressif de certaines enseignes y est pour quelque chose : des marques bien identifiables, de la publicité ciblée, un peu de *green-washing* et d'images du terroir français. Or, rien n'est plus cynique que de montrer une belle salade dans un sandwich, une viande bovine française et une pomme coupée en quartiers pour le dessert des enfants. À écouter ces fast-foods, ils auraient presque la solution à l'obésité alors qu'ils en sont la cause ! Les procédés d'ultratransformation, retrouvés notamment dans ces fast-foods, associés aux boissons sucrées, ont en effet contribué à l'épidémie d'obésité aux États-Unis [2]. En Europe, nous en prenons tranquillement le chemin. Bien souvent, l'obésité est associée au manque d'activité, et c'est partiellement vrai. Mais notre sédentarité n'est absolument pas le facteur prépondérant dans l'obésité [3] : c'est la mauvaise alimentation, notamment celle liée à ces fast-foods, qui en est la première cause.

L'astuce zéro contrainte

Manger une salade avec un burger maison limitera la casse mais pas votre plaisir.

Conclusion

La perte de poids n'est pas une finalité en soi et ne doit en aucun cas être synonyme de perte de kilos. N'oubliez pas que le poids n'est qu'une valeur numérique très imparfaite. Mettez-vous à la musculation et vous ne perdrez que très peu de poids, voire en prendrez. Vous aurez pourtant amélioré votre état de santé sans perdre un seul gramme en apparence. À l'inverse, suivez un régime monodiète de pomme et vous perdrez 3 ou 4 kg rapidement, mais essentiellement de muscle et d'eau. Vous aurez la satisfaction erronée que vos efforts portent enfin leurs… fruits. Or de nombreuses études montrent que plus de la moitié du poids perdu sera reprise dans les deux ans et que ce chiffre monte à 80 % au bout de cinq ans. Seule une personne sur cinq en surpoids réussit à perdre du poids sur le long terme [1].

Ce n'est donc, vous l'aurez compris, pas une question de poids mais bien de rééquilibrage alimentaire, qui passe souvent par un changement de mode de vie.

Partez du principe que tous les conseils que vous aurez appliqués doivent devenir votre nouvelle routine. Les mêmes causes produisant les mêmes effets, si vous reprenez vos anciennes habitudes, il est évident que vous reprendrez tous les kilos perdus.

Je ne sais pas de quoi demain sera fait, mais j'ai réussi à stabiliser mon poids sans avoir l'impression d'être au régime. La frustration mène aux grignotages, aux mauvaises habitudes et aux comportements alimentaires compulsifs. Il faut donc savoir se faire plaisir, tout en restant raisonnable. Un écart par semaine semble acceptable et, quand je dis un écart, je ne parle pas d'un cookie ou d'une glace, mais bien d'un vrai repas où vous ne vous privez de rien de ce qui vous fait plaisir mais qui reste mauvais pour votre santé.

Gardez aussi un œil sur la balance. Ce contrôle régulier vous aidera à maintenir votre perte de poids sur la durée. N'oubliez pas que les kilos sont souvent repris sur plusieurs semaines, mois ou années. À titre personnel, mon poids fluctue à plus ou moins 2 kg. Lorsque je vois que je flirte avec la zone rouge, j'essaie de corriger le tir. Car soyons francs : nous savons tous exactement pourquoi nous prenons du poids. Le tout est de trouver la stratégie à adopter lorsque la situation se présente. Je vous laisse placer le curseur où bon vous semble, mais fixez-en un [2].

Préparer ses repas est un excellent moyen pour limiter la reprise de poids [3]. Plus vous serez organisé, que ce soit pour faire les courses ou cuisiner, meilleur sera votre équilibre nutritionnel. Et n'oubliez pas : déjeuner « maison » au travail est bien plus efficace pour contrôler son poids que de céder aux sirènes de la grande distribution, des fast-foods ou des sandwichs [4].

Enfin, de la même façon qu'il est plus facile de perdre du poids à deux, il est plus facile de rester stable dans le temps à plusieurs. N'hésitez pas à vous entraider en intégrant des groupes de parole, des associations ou en côtoyant des amis ayant eu la même démarche que vous. Ils vous apporteront soutien et motivation [5]. Enfin, je ne suis pas fan des réseaux sociaux, le mot est faible, mais vous pourrez trouver en ligne des sites ou des comptes auxquels vous abonner qui vous aideront à ne pas lâcher.

Rappelons-nous aussi que manger n'est pas seulement remplir son estomac. C'est nourrir chacun de nos organes et chacune des cellules de notre organisme pour le maintenir le plus longtemps possible en bonne santé. Prendre conscience que la perte de poids et la nourriture sont des alliés santé hors pair permet de limiter l'effet yoyo [6]. Lorsqu'un bon plat de pâtes à la sauce tomate se présente à moi, je me dis que j'aurai plaisir à le manger – ce que je ferai sûrement ! – mais qu'il est impératif d'augmenter mon apport en fibres, pour préserver mon microbiote. Trouver du sens dans son alimentation est essentiel pour poursuivre dans la durée un rééquilibrage alimentaire.

Enfin, il n'y a pas de secret : plus nous sommes actifs et moins nous risquons de reprendre du poids. À l'inverse, plus nous sommes sédentaires, plus nous augmentons ce risque [7]. De même, gérer le mieux possible son stress et son ennui, causes fréquentes de reprise de poids, est une des clés du succès [8].

Vous l'aurez donc compris : ne considérez pas la perte de poids comme la diminution numérique du nombre de kilos, mais bien comme la mise en place d'un mode de vie plus sain [9].

Notes

1. Soyez patient…

1. « How are habits formed : Modelling habit formation in the real world », P. Lally, H. Cornelia, M. van Jaarsveld, W. Henry, W. Potts, J. Wardle, *European Journal of Social Psychology*, 16 juillet 2009.

4. Créez de nouvelles routines

1. « Could habits hold the key to weight loss maintenance ? A narrative review », G. Cleo, E. Isenring, R. Thomas, P. Glasziou, *J. Hum. Nutr. Diet.*, octobre 2017 ; 30 (5) : 655-664.

5. Buvez… de l'eau

1. « Water-induced thermogenesis », M. Boschmann, J. Steiniger, U. Hille, J. Tank, F. Adams, A. M. Sharma, S. Klaus, F. C. Luft, J. Jordan, *J. Clin Endocrinol Metab*, décembre 2003 ; 88 (12) : 6015-6019.

2. « Immediate pre-meal water ingestion decreases voluntary food intake in lean young males », R. A. Corney, C. Sunderland, L. J. James, *Eur. J. Nutr.*, mars 2016 ; 55 (2) : 815-819.

3. « Effect of pre-meal water intake on the serum levels of Copeptin, glycemic control, lipid profile and anthropometric indices in patients with type 2 diabetes mellitus : a randomized, controlled trial », G. Sedaghat, F. Montazerifar, M. A. Keykhaie, M. Karajibani, S. Shourestani, A. Dashipour, *J. Diabetes Metab. Disord*, juin 2021 ; 20 (1) : 171-177.

4. « Prevalence and trends of insulin resistance, impaired fasting glucose, and diabetes », G. N. Ioannou, C. L. Bryson, E. J. Boyko, *J. Diabetes Complications*, 2007 ; 21 (6) : 363-370. doi : 10.1016/j.jdiacomp.2006.07.005.

6. « Foutu pour foutu » ?

1. « Binge eating as a function of restraint and weight classification », S. John A., Fremouw, J. William, J. *Abnorm Psychol.*, juin 1979 ; 88 (3) : 262-267.

2. *UFC Que choisir ?*, octobre 2022.

7. On balance la balance

1. « Identifying success on the process level reduces negative effects of prior weight loss on subsequent weight loss during a low-calorie diet », M. Hennecke, A. M. Freund, *Health and Well-Being*, 2014, 6 (1), 48-66.

9. Une pomme par jour

1. *UFC Que choisir ?*, « Pesticides à risque, 50 % de fruits et légumes contaminés », 24 mars 2022.

2. *Stress, hypersensibilité, dépression… et si la solution venait de nos bactéries ?*, Pr. Gabriel Perlemuter, Flammarion, 2020.

3. « Apple peel and flesh contain pro-neurogenic compounds », M. Ichwan et al., *Stem. Cell. Reports*, volume 16, issue 3, 9 mars 2021.

4. « Two apples a day lower serum cholesterol and improve cardiometabolic biomarkers in mildly hypercholesterolemic adults : a randomized, controlled, crossover trial », A. Koutsos et al., *The American Journal of Nutrition*, février 2020.

10. Le petit déjeuner, c'est pas obligé

1. « The causal role of breakfast in energy balance and health : a randomized controlled trial in lean adults », J. A. Betts, J. D. Richardson, E. A. Chowdhury, G. D. Holman, K. Tsintzas, D. Thompson, *Am. J. Clin. Nutr.*, 2014 ; 100 (2) : 539-547.

2. « The causal role of breakfast in energy balance and health. A randomized controlled trial in lean adults », *op. cit.*

3. « Energy and nutrient timing for weight control : does timing of ingestion matter ? », M. A. McCrory, A. C. Shaw, J. A. Lee, *Endocrinol Metab. Clin. North Am.*, 2016 ; 45 (3) : 689-718.

11. Le fast-food, le restaurant qui donne faim

1. « Effects of dietary glycemic index on brain regions related to reward and craving in men », B. S. Lennerz, D. C. Alsop, L. M. Holsen et al., *Am. J. Clin. Nutr.*, 2013 ; 98 (3) : 641-647.

15. Les compléments alimentaires

1. « Systematic review and meta-analysis of the efficacy and safety of chromium supplementation in diabetes », N. Suksomboon, N. Poolsup, A. Yuwanakorn, *J. Clin. Pharm. Ther.*, juin 2014.

2. « Chromium supplementation in patients with typent 2 diabetes and high risk of type 2 diabetes : a meta-analysis of randomized controlled trials », I. San Mauro-Martin, A. M. Ruiz-León, M. A. Camina-Martín, E. Garicano-Vilar, L. Collado-Yurrita, B. de Mateo-Silleras, M. De Paz Redondo Del Río, *Nutr. Hosp.*, 16 février 2016.

3. « Could nutrient supplements provide additional glycemic control in diabetes management ? A systematic review and meta-analysis of randomized controlled trials of as an add-on nutritional supplementation therapy », Y. Kim, Y. Kyoung Oh, J. Lee, E. Kim, *Arch. Pharm. Res.*, mars 2022.

4. « Effects of chromium picolinate on food intake and satiety », S. D. Anton, S. D. Morrison, W. T. Cefalu, C. K. Martin, S. Coulon, P. Geiselman, H. Han, C. L. White, D. A. Williamson, *Diabetes Technol. Ther.*, octobre 2008.

16. Le sucre, notre meilleur ennemi

1. CREDOC, Enquête CCAF 2019.

2. « Health impact and cost-effectiveness of achieving the national salt and sugar reduction initiative voluntary sugar reduction targets in the United States : a microsimulation study », S. Shangguan, D. Mozaffarian, S. Sy, *Circulation*, 27 août 2021.

17. Faites la guerre aux produits ultratransformés

1. *60 millions de consommateurs*, hors-série mai-juin 2022.

18. Plus rapide que la 5G ou l'ADSL : les fibres

1. « Fiber intake and glycemic control in patients with type 2 diabetes mellitus : a systematic review with meta-analysis of randomized controlled trials », FM Silva et al., *Nutr. Rev.*, 2013 ; 71 (12) : 790-801.

2. « The effect of oat β-glucan on LDL-cholesterol, non-HDL-cholesterol and apoB for CVD risk reduction : a systematic review and meta-analysis of randomised-controlled trials », H. V. Ho et al., *Br. J. Nutr.*, 2016 ; 116 (8) : 1369-1382.

3. « Dietary fiber intake and risk of colorectal cancer and incident and recurrent adenoma in the prostate, lung, colorectal, and ovarian cancer screening trial », K. At et al., *Am. J. Clin. Nutr.*, 2015 ; 102 (4) : 881-890.

4. « Intake and sources of dietary fiber, inflammation, and cardiovascular Disease in older US adults », R. Shivakoti, M. L. Biggs, L. Djoussé et al., *JAMA Netw Open*, 31 mars 2022.

5. « Dietary fiber and prebiotics and the gastrointestinal microbiota », H. D. Holscher, *Gut Microbes*, 2017 ; 8 (2) : 172-184.

6. « Flaxseed supplementation in metabolic syndrome management : a pilot randomized, open-labeled, controlled study », Z. Yari, M. Rahimlou, H. Poustchi, A. Hekmatdoost, *Phytother. Res.*, 2016 ; 30 (8) : 1339-1344.

7. « The effect of flaxseed supplementation on body weight and body composition : a systematic review and meta-analysis of 45 randomized placebo-controlled trials », M. Mohammadi-Sartang, Z. Mazloom, H. Raeisi-Dehkordi, R. Barati-Boldaji, N. Bellissimo, J. O. Totosy de Zepetnek, *Obes. Rev.*, 2017 ; 18 (9) : 1096-1107.

8. « Effects of flaxseed supplements on blood pressure : a systematic review and metaanalysis of controlled clinical trial », S. Ursoniu, A. Sahebkar, F. Andrica et al., *Clin. Nutr.*, 2016 ; 35 : 615-625.

20. Une salade-vinaigrette par repas

1. « Effect of Nigella sativa supplementation on obesity indices : a systematic review and meta-analysis of randomized controlled trials », S. M. Mousavi, A. Sheikhi, H. Kord Varkaneh, M. Zarezadeh, J. Rahmani, A. Milajerdi, *Complement. Ther. Med.*, juin 2018 ; 38 : 48-57.

2. « Effect of Nigella sativa oil extract on cardiometabolic risk factors in type 2 diabetes : a randomized, double-blind, placebo-controlled clinical trial », S. Hadi, R. Daryabeygi-Khotbehsara, P. Mirmiran, J. McVicar, V. Hadi, D. Soleimani, G. Askari, *Phytother. Res.*, 2021.

3. « The effects of ginger intake on weight loss and metabolic profiles among overweight and obese subjects : a systematic review and meta-analysis of randomized controlled trials », N. Maharlouei, R. Tabrizi, K. B. Lankarani, A. Rezaianzadeh, M. Akbari, F. Kolahdooz, M. Rahimi, F. Keneshlou, Z. Asemi, *Crit. Rev. Food Sci. Nutr.*, 2019 ; 59.

4. « The effects of garlic supplementation on weight loss : a systematic review and meta-analysis of randomized controlled trials », M. Darooghegi Mofrad, J. Rahmani, H. Kord Varkaneh, A. Teymouri, S. M. Mousavi, *Int. J. Vitam Nutr. Res.*, juin 2021 ; 91.

5. « Could capsaicinoids help to support weight management ? A systematic review and meta-analysis of energy intake data », S. Whiting, E. J. Derbyshire, B. Tiwari, *Appetite*, février 2014 ; 73 : 183-188. Doi : 10.1016/j.appet.2013.11.005.

21. Bien dormir pour bien maigrir

1. « Exposure to recurrent sleep restriction in the setting of high caloric intake and physical inactivity results in increased insulin resistance

and reduced glucose tolerance », A. V. Nedeltcheva, L. Kessler, J. Imperial, P. D. Penev, *J. Clin. Endocrinol Metab.*, septembre 2009 ; 94 (9) : 3242-3250. doi : 10.1210/jc.2009-0483.

2. « Adiponectin induces insulin secretion in vitro and in vivo at a low glucose concentration », M. Okamoto, M. Ohara-Imaizumi, N. Kubota, S. Hashimoto, K. Eto, T. Kanno, T. Kubota, M. Wakui, R. Nagai, M. Noda, S. Nagamatsu, T. Kadowaki, *Diabetologia*, mai 2008 ; 51 (5) : 827-835.

3. « Meta-analysis of short sleep duration and obesity in children and adults », F. P. Cappuccio, F. M. Taggart, N.-B. Kandala, A. Currie, E. Peile, S. Stranges, M. A. Miller, *Sleep*, 1er mai 2008 ; 31 (5) : 619-626.

23. Boire ou maigrir, il faut choisir

1. « Dose-dependent effects of alcohol on appetite and food intake », S. J. Caton, A. Ahern, M. M. Hetherington, *Physiology & Behavior*, volume 81, issue 1, mars 2004 ; 51-58.

2. « Alcohol's acute effect on food intake is mediated by inhibitory control impairments », P. Christiansen, A. Rose, L. Randall-Smith, C. A. Hardman, *Health Psychol*, mai 2016 ; 35 (5) : 518-522. doi : 10.1037/hea0000320.

3. « Alcohol consumption and body weight : a systematic review », C. Sayon-Orea, M. A. Martinez-Gonzalez, M. Bes-Rastrollo, *Nutr. Rev.*, août 2011.

4. « Alcohol consumption and obesity : an update », G. Traversy, J.-P. Chaput, *Curr. Obes. Rep.*, 2015.

24. Pas de sport pour perdre du poids

1. « Is regular exercise an effective strategy for weight loss maintenance ? », R. M. Foright, D.-M. Presby, V.-D. Sherk, D. Kahn, L. A. Checkley, E. D. Giles, A. Bergouignan, J. A. Higgins, M. R. Jackman, J. O. Hill, P. S. MacLean, *Physiol. Behav.*, mai 2018 ; 188 : 86-93.

2. « Appetite control and energy balance : impact of exercise », J. E. Blundell, C. Gibbons, P. Caudwell, G. Finlayson, M. Hopkins, *Obes. Rev.*, février 2015 ; 16, suppl. 1 : 67-76.

3. « Energy intake and appetite sensations responses to aquatic cycling in healthy women : the WatHealth study », L. Metz, L. Isacco, N. Fearnbach, B. Pereira, D. Thivel, M. Duclos, *Nutrients*, 24 mars 2021 ; 13 (4) : 1051.

4. « Daily physical activity and type 2 diabetes : a review », H. Hamasaki, *World J. Diabetes* : 2016 ; 7 : 243-251.

5. « Low physical activity in patients with typent 2 diabetes : the role of obesity », C. Fagour, C. Gonzalez, S. Pezzino, S. Florenty, M. Rosette-Narece, H. Gin, V. Rigalleau, *Diabetes Metab.*, 2013 ; 39 : 85-87.

6. « Walking compared with vigorous physical activity and risk of type 2 diabetes in women : a prospective study », F. B. Hu, R. J. Sigal, J. W. Rich-Edwards, G. A. Colditz, C. G. Solomon, W. C. Willett, F. E. Speizer, J. E. Manson, *JAMA*, 20 octobre 1999.

7. « Daily physical activity and type 2 diabetes : a review », *op. cit.*

« Physical activity in relation to cardiovascular disease and total mortality among men with type 2 diabetes », M. Tanasescu, M. F. Leitzmann, E. B. Rimm, F. B. Hu, *Circulation*, 2003 ; 107 : 2435-2439.

8. « The role of non-exercise activity thermogenesis in human obesity », C. von Loeffelholz, M. D. et A. Birkenfeld, *Endotext*, dernière mise à jour 9 avril 2018.

9. « Non-exercise activity thermogenesis – liberating the life-force », J. A. Levine, *J. Intern. Med.*, 2007 ; 262 : 273-287.

25. Le jeûne intermittent

1. « Le temps de l'alimentation en France », rapport de T. de Saint Pol, *Insee Première*, octobre 2012 ; 1417.

2. « Dietary underreporting by obese individuals ? Is it specific or non-specific ? », B. L. Heitmann, L. Lissner, *BMJ*, 14 octobre 1995 ; 311 (7011) : 986-989. doi : 10.1136/bmj.311.7011.986.

3. « Discrepancy between self-reported and actual caloric intake and exercise in obese subjects », S. W. Lichtman, K. Pisarska, E. R. Berman, M. Pestone, H. Dowling, E. Offenbacher, H. Weisel, S. Heshka, D. E. Matthews, S. B. Heymsfield, *N. Engl. J. Med.*, 31 décembre 1992 ; 327 (27) : 1893-1898. doi : 10.1056/NEJM199212313272701.

4. « Dietary restriction in rats and mice : a meta-analysis and review of the evidence for genotype-dependent effects on lifespan », W. R. Swindell, *Ageing Res. Rev.*, 2012 ; 11 : 254-270.

5. « Metabolic slowing and reduced oxidative damage with sustained caloric restriction support the rate of living and oxidative damage theories of aging », L. M. Redman, S. R. Smith, J. H. Burton, C. K. Martin, D. Il'yasova, E. Ravussin, *Cell. Metab.*, 2018 ; 27 (4) : 805.e4-815.e4.

6. « Caloric restriction and human longevity : what can we learn from the Okinawans ? », D. C. Willcox, B. J. Willcox, H. Todoriki, J.-D. Curb, M. Suzuki, *Biogerontology*, 2006 ; 7 : 173-177.

7. « Cancer metabolism : a therapeutic perspective », U. E. Martinez-Outschoorn, M. Peiris-Pagés, R. G. Pestell, F. Sotgia, M. P. Lisanti, *Nat. Rev. Clin. Oncol.*, 2017 ; 14 : 11-31.

8. « Calories, carbohydrates, and cancer therapy with radiation : exploiting the five R's through dietary manipulation », R. J. Klement, C. E. Champ, *Cancer Metastasis Rev.*, 2014 ; 33 : 217-229

9. « When less may be more : calorie restriction and response to cancer therapy », C. H. O'Flanagan, L. A. Smith, S. B. McDonell, S. D. Hursting, *BMC Med.*, 2017 ; 15 : 106.

10. « Calorie restriction with or without time-restricted eating in weight lossdeying », L. Y. Huang, C. Huang et al., *N. Engl. J. Med.*, 21 avril 2022.

11. « Alternate-day fasting in nonobese subjects : effects on body weight, body composition, and energy metabolism », L. K. Heilbronn, S. R. Smith, C. K. Martin, S. D. Anton, E. Ravussin, *Am. J. Clin. Nutr.*, 2005 ; 81 : 69-73.

26. Allégez vos placards

1. « Seasoning ingredient variety, but not quality, is associated with greater intake of beans and rice among urban Costa Rican adults », M. K. Vadiveloo, H. Campos, J. Mattei, *Nutr. Res.*, août 2016 ; 36 (8) : 780-788.

2. « The office candy dish : proximity's influence on estimated and actual consumption », B. Wansink, J. E. Painter, Y. K. Lee, *Int. J. Obes (Lond)*, mai 2006.

3. « Playing *Tetris* reduces the strength, frequency and vividness of naturally occurring cravings », J. Skorka-Brown, J. Andrade, J. May, *Appetite*, mai 2014 ; 76 : 161-5. doi : 10.1016/j.appet.2014.01.073.

27. L'assiette parfaite

1. « I want to lose weight : which diet is best ? », G. Warrier, M. A. Incze, 6 juillet 2021, *JAMA Internal Medicine* (Patient Page).

2. « Whole grain intake in relation to body weight : from epidemiological evidence to clinical trials », R. Giacco, G. Della Pepa, D. Luongo et al., *Nutrition, Metabolism and Cardiovascular Diseases*, 2021 ; (12) : 901-908.

3. « Greater whole-grain intake is associated with lower risk of type 2 diabetes, cardiovascular disease, and weight gain », E. Q. Ye, S. A. Chacko, E. L. Chou et al., *Journal of Nutrition*, 2012 ; 142 (7) : 1304-1313.

4. The British Dietetic Association, « Wholegrains Food Fact Sheet », 2013.

5. https://www.lanutrition.fr/le-meilleur-moyen-de-perdre-du-poids-selon-le-pr-david-ludwig.

32. Déjeuner et dîner, deux rendez-vous à ne pas manquer

1. « Twice as high diet-induced thermogenesis after breakfast vs dinner on high-calorie as well as low-calorie meals », J. Richter, K. M. Oltmanns,

S. Janka, T. Baumann, A. Kistenmacher, K. M. Oltmanns, *J. Clin. Endocrinol. Metab.*, 2020.

2. « Obesity in mice with adipocyte-specific deletion of clock component Arntl », G. K. Paschos, S. Ibrahim, W. L. Song, T. Kunieda, G. Grant, T. M. Reyes, C. A. Bradfield, C. H. Vaughan, M. Eiden, M. Masoodi et al., *Nat. Med.*, 2012 ; 18 : 1768-1777.

3. « Late isocaloric eating increases hunger, decreases energy expenditure, and modifies metabolic pathways in adults with overweight and obesity », N. Vujović, M. J. Piron, J. Qian et al., *Cell. Metabolism*, volume 34, issue 10, P1486-1498.E7, 4 octobre 2022.

33. Ne pas reprendre les kilos perdus

1. « Perspectives into the experience of successful, substantial long-term weight-loss maintenance : a systematic review », M. Spreckley, J. Seidell, J. Halberstadt, *Int. J. Qual. Stud. Health Well-being*, 2021.

2. « Effect of low-fat diet interventions versus other diet interventions on long-term weight change in adults : a systematic review and meta-analysis », D. K. Tobias, M. Chen, J. E. Manson, D. S. Ludwig, W. Willett, F. B. Hu, *Lancet Diabetes Endocrinol.*, décembre 2015 ; 3 (12) : 968-979.

34. Les pouvoirs du microbiote

1. « Obesity alters gut microbial ecology », R. E. Ley, F. Bäckhed, P. Turnbaugh, C. A. Lozupone, R. D. Knight, J. I. Gordon, *Proc. Natl. Acad. Sci.*, 2005 ; 102 : 11070-11075.

2. « Alterations to the microbiota-colon-brain axis in high-fat-diet-induced obese mice compared to diet-resistant mice », P. Zhang, Y. Yu, Y. Qin et al., *J. Nutr. Biochem*, 2019 ; 65 : 54-65.

3. « Supplementation with *Akkermansia muciniphila* in overweight and obese human volunteers : a proof-of-concept exploratory study », C. Depommier, A. Everard, C. Druart et al., *Nat. Med.*, 1er juillet 2019 ; 25 (7) : 1096-1103.

4. « Effect of Lactobacillus on body weight and body fat in overweight subjects : a systematic review of randomized controlled clinical trials », L. Crovesy, M. Ostrowski, D. M. T. P. Ferreira, E. L. Rosado, M. Soares-Mota, *Int. J. Obes. (Lond)* 2017 ; 41 : 1607-1614.

5. « Prandial lactate infusion inhibits spontaneous feeding in rats », C. J. Silberbauer, D. M. Surin-Baumgartner, M. Arnold, W. Langhans, *Am. J. Physiol. Regul. Integr. Comp. Physiol.*, 2000.

6. « Commensal *Hafnia alvei* strain reduces food intake and fat mass in obese mice – a new potential probiotic for appetite and body weight

management », R. Legrand, N. Lucas, M. Dominique, S. Azhar, C. Deroissart, M.-A. Le Solliec et al., *Int. J. Obes. (Lond)*, 2020 ; 44 (5) : 1041-1051.

7. « The probiotic strain *H. alvei* HA4597® improves weight loss in overweight subjects under moderate hypocaloric diet : a proof-of-concept, multicenter randomized, double-blind placebo-controlled study », P. Déchelotte, J. Breton, C. Trotin-Picolo, B. Grube, C. Erlenbeck, G. Bothe, S. O. Fetissov, G. Lambert, *Nutrients*, juin 2021 ; 13 (6) : 1902.

8. « A core gut microbiome in obese and lean twins », P. J. Turnbaugh, M. Hamady, T. Yatsunenko, B. L. Cantarel, A. Duncan, R. E. Ley, M. L. Sogin, W. J. Jones, B. A. Roe, J.-P. Affourtit, M. Egholm, B. Henrissat, A. C. Heath, R. Knight, J. I. Gordon, *Nature*, 2009 ; 457 : 480-484.

9. « Richness of human gut microbiome correlates with metabolic markers », E. Le Chatelier, T. Nielsen, J. Qin et al., *Nature*, 29 août 2013 ; 500 (7464) : 541-546.

10. « Gut microbiome biomarkers and functional diversity within an amazonian semi-nomadic hunter-gatherer group », L. Costa Conteville, J. Oliveira-Ferreira, A. C. Paulo Vicente, *Front Microbiol*, 30 juillet 2019 ; 10 : 1743.

11. « Fibre for the future », E. C. Marten, *Nature*, 13 janvier 2016.

12. « Fruits and their impact on the gut microbiota, gut motility and constipation », Z. Katsirma, E. Dimidi, A. Rodriguez-Mateos, K. Whelan, *Food Funct.*, 4 octobre 2021 ; 12 (19) : 8850-8866. doi : 10.1039/d1fo01125a.

13. « Blueberry proanthocyanidins and anthocyanins improve metabolic health through a gut microbiota-dependent mechanism in diet-induced obese mice », A. Morissette, C. Kropp, J.-P. Songpadith et al., *Am. J. Physiol. Endocrinol. Metab.*, 1er juin 2020 ; 318 (6).

14. « Dietary flavonoid intake and weight maintenance : three prospective cohorts of 124,086 US men and women followed for up to 24 years », M. L. Bertoia, E. B. Rimm, K. J. Mukamal, B. Frank, Hu, W. C. Willett, A. Cassidy, *BMJ*, 28 janvier 2016 ; 352 : i17. doi : 10.1136/bmj.i17.

15. « Artificial sweeteners and risk of cardiovascular diseases : results from the prospective NutriNet-Santé cohort », C. Debras, E. Chazelas, L. Sellem, R. Porcher, N. Druesne-Pecollo et al., *PLOS Medicine*, 24 mars 2022.

16. « Personalized microbiome-driven effects of non-nutritive sweeteners on human glucose tolerance », J. Suez, Y. Cohen, R. Valdés-Mas, *Cells*, 19 août 2022.

17. « Use of sulfasuxidine, streptothricin, and streptomycin in nutritional studies with the chick », A. Evenson et al., *J. Biol. Chem.*, octobre 1946 ; 165 (2) : 437-441.

18. « Dose-response association of early-life antibiotic exposure and subsequent overweight or obesity in children : a meta-analysis of prospective studies », X. Meng, Y. Zhu, H. Di, M. Zhang, J. Feng, M. Xu,

W. Xia, Q Tian, Y. He, Y. Gan, Z. Lu, *Obes. Rev.*, 22 novembre 2021 (11) : e13321.

19. *Les Bactéries, des amies qui vous veulent du bien*, Pr Gabriel Perlemuter, Dr Anne-Marie Cassard, Solar, 2016.

20. « Fighting obesity with bacteria », A. W. Walker, J. Parkhill, *Science*, 2013 ; 341 : 1069-1070.

21. « Fecal microbiota transplantation induces remission in patients with active ulcerative colitis in a randomized controlled trial », P. Moayyedi, M. G. Surette, P. T. Kim, J. Libertucci, M. Wolfe, C. Onischi, D. Armstrong, J. K. Marshall, Z. Kassam, W. Reinisch, C. H. Lee, *Gastroenterology*, juillet 2015 ; 149 (1) : 102-109.e6. doi : 10.1053/j.gastro.2015.04.001.

35. Moins de cigarettes, mais plus de kilos, une fatalité ?

1. « Smoking and relative body weight : an international perspective from the WHO MONICA Project », A. Molarius, J. C. Seidell, K. Kuulasmaa, A. J. Dobson, S. Sans, *J. Epidemiol. Comm. Health*, 1997 ; 51 : 252-260.

2. « Efficacy and safety of the weight-loss drug rimonabant : a meta-analysis of randomised trials », R. Christensen, P. Kruse Kristensen, E. M. Bartels, H. Bliddal, A. Astrup, *The Lancet*, 17 novembre 2007 ; 370 (9600) : 1706-1713.

3. Larsen et al., 2020 ; Arnold, 2021.

36. Prise de poids et traitements

1. « Antidepressant utilisation and incidence of weight gain during 10 years follow-up : population based cohort study », R. Gafoor, H. P. Booth, Martin C Gulliford, *BMJ*, 23 mai 2018.

2. « Metformin in prevention and treatment of antipsychotic induced weight gain : a systematic review and meta-analysis », V. Asanka de Silva, C. Suraweera, S. S. Ratnatunga, M. Dayabandara, N. Wanniarachchi, R. Hanwella, *BMC Psychiatry*, 3 octobre 2016.

39. Des hamburgers, oui, mais maison

1. « Nucleus accumbens inflammation mediates anxiodepressive behavior and compulsive sucrose seeking elicited by saturated dietary fat », L. Décarie-Spain, S. Sharma, C. Hryhorczuk, V. Issa-Garcia, P. A. Barker, N. Arbour, T. Alquier, S. Fulton, *Mol. Metab.*, avril 2018.

2. « The origins of the obesity epidemic in the USA. Lessons for today », N. J. Temple, *Nutrients*, 12 octobre 2022 ; 14 (20).

3. « Issues and misconceptions about obesity », J. P. Flatt, *The Obesity Society*, 6 septembre 2012.

Conclusion

1. « Long-term weight-loss maintenance : a meta-analysis of US studies », J. W. Anderson, E. C. Konz, R. C. Frederich, C. L. Wood, *Am. J. Clin. Nutr.*, novembre 2001.

2. « An experientially derived model of flexible and intentional actions for weight loss maintenance after severe obesity », E. Natvik, M. Råheim, J. Andersen, C. Moltu, *Frontiers in Psychology*, 2019.

3. « "It's not a diet, it's a lifestyle" : a longitudinal, data-prompted interview study of weight loss maintenance », D. Kwasnicka, S. Dombrowski, M. White, F. Sniehotta, *Psychology & Health*, 2019.

4. « Qualitative analysis of the role of self-weighing as a strategy of weight control for weight-loss maintainers in comparison with a normal, stable weight group », I. Carrard, M. Kruseman, *Appetite*, 2019.

5. « Facilitators and barriers to weight loss and weight loss maintenance : a qualitative exploration », C. Metzga, A. Preston, D. Miller, S. Nickols-Richardson, *Journal of Human Nutrition and Dietetics*, 2015.

6. « Successful weight loss maintenance and a shift in identity : From restriction to a new liberated self », E. Epiphaniou, J. Ogden, *Journal of Health Psychology*, 2010.

7. « Long-term weight maintenance strategies are experienced as a burden by persons who have lost weight compared to persons with a lifetime normal, stable weight », M. Kruseman, N. Schmutz, I. Carrard, *Obesity Facts*, 2017.

8. « The complexity of self-regulating food intake in weight loss maintenance. A qualitative study among short – and long-term weight loss maintainers », S. Pedersen, F. Sniehotta, K. Sainsbury, E. Evans, M. Marques, R. Stubbs, B. Heitmann, L. Lähteenmäki, *Social Science & Medicine*, 2018.

9. « Perspectives into the experience of successful, substantial long-term weight-loss maintenance : a systematic review », M. Spreckley, J. Seidell, J. Halberstadt, *Int. J. Qual. Stud. Health Well-Being*, 2021.

Remerciements

À celle présente depuis le début sans qui rien n'est possible.

Cet ouvrage a été mis en pages par

<pixellence>

CET OUVRAGE
A ÉTÉ ACHEVÉ D'IMPRIMER
SUR ROTO-PAGE
PAR L'IMPRIMERIE FLOCH
À MAYENNE EN JUILLET 2023

N° d'édition : 621996-13. N° d'impression : 102977
Dépôt légal : février 2023
Imprimé en France

professionnelle. On arrive à presque vingt heures de jeûne, durant lesquelles je ne ressens jamais la faim. En revanche, dès que je suis en week-end ou en vacances, j'ai faim dès le réveil et peux manger sans aucune difficulté des œufs, un avocat voire un curry indien épicé.

Je ne cherche absolument pas à vous convaincre de jeûner mais à vous faire comprendre que notre corps a des ressources insoupçonnées et que nous ne sommes pas assez à l'écoute de nos besoins physiologiques. En d'autres termes, nous mangeons trop. Avec le temps, nos repas ont augmenté en taille, en densité calorique, en produits ultratransformés et diminué en produits frais. Le phénomène s'accélère depuis l'avènement des livraisons à domicile à toute heure du jour ou de la nuit. Nous passons moins de temps à cuisiner et plus de temps à regarder la télévision en mangeant [1]. Jeûner est intéressant pour distinguer l'envie de manger de la faim.

Combien de repas par jour ?

En Occident, nous mangeons trois à quatre fois par jour avec les deux principaux repas que sont le déjeuner et le dîner ainsi que le petit déjeuner et la « petite » collation du goûter. Si les études prouvent qu'il n'y a pas de risque à manger plus fréquemment avec plusieurs repas tout au long de la journée plutôt qu'en condensant tout sur deux repas, la réalité est tout autre. Lorsqu'on interroge des personnes en

25

Le jeûne intermittent

On est foutu, on mange trop !

Faut-il jeûner pour perdre du poids ? À en croire les études, le jeûne intermittent, c'est-à-dire rester à jeun durant plus de douze heures d'affilée, ne permet pas de perdre plus de poids de façon durable. Alors pourquoi lui consacrer un chapitre si cela ne change pas grand-chose au poids affiché sur la balance ? Parce que le jeûne a malgré tout des bienfaits pour notre santé.

Tout d'abord lorsque nous dormons, nous sommes en situation de jeûne physiologique. Et c'est sans effort que nous sommes à jeun douze heures durant : en effet, entre le moment du dîner et l'éventuel petit déjeuner il devrait s'écouler quasi douze heures de temps.

À titre personnel, je ne petit-déjeune jamais, car je n'ai pas faim – sauf en vacances bizarrement... – et prends mon déjeuner tardivement, vers 15 heures ou 16 heures, du fait de mon activité